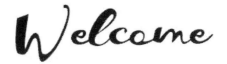

Thank you for purchasing this amazing wo
puzzle that made a lot of nursing students enjoy
learning new medical and nursing vocabulary while
having fun.

As you know, college and student life is one of
the amazing periods you will ever experience.
We share happy moments and love with our
colleagues and enjoy every bit of the learning
process. Yet, we cannot deny that most of the
times studying in nursing school is stressful.

To relieve stress, the best way is to play games
like crosswords and word search that have words
related to your domain of studying, making
the process of learning and remembering complex
vocabulary, which is nursing vocabulary in this
book, much easier.

We hope that you enjoy playing and learning in
this book ! good luck !

Puzzle 1

```
F  T  D  S  N  M  I  Q  J  Z  P  R  F  E  K  I  E  T  Y  R
G  Q  S  B  U  T  P  T  S  H  E  O  G  C  G  N  S  W  N  E
W  T  J  C  X  B  E  O  L  J  S  L  B  K  H  T  T  E  Z  K
D  A  M  G  D  U  C  E  E  G  U  U  E  I  T  R  Q  W  W  A
J  L  T  J  R  H  B  U  V  Q  U  K  K  K  C  A  W  I  B  T
B  L  F  P  G  O  X  A  T  X  L  F  W  J  C  V  F  F  P  E
C  Q  B  H  T  R  A  O  T  A  Q  L  X  G  S  E  T  K  T  R
M  U  R  O  C  B  H  K  D  N  N  O  B  G  F  N  T  A  D  A
N  A  M  V  X  U  Q  X  G  P  H  E  F  X  B  O  S  M  O  C
S  Y  L  W  M  F  N  N  M  P  K  Y  O  A  L  U  L  C  A  L
I  N  T  R  A  M  U  S  C  U  L  A  R  U  U  S  H  Y  K  A
T  Q  C  S  Y  L  B  A  T  B  I  C  G  W  S  I  X  L  O  R
C  S  M  O  K  R  Q  Z  Z  R  O  L  A  P  C  L  O  N  V  W
P  Z  I  K  S  T  N  A  D  N  E  T  T  A  O  Q  R  D  P  R
L  U  N  P  C  X  B  C  H  R  T  I  W  N  V  K  Y  N  G  F
K  M  M  I  A  G  O  V  O  C  X  E  L  T  E  U  O  T  L  T
S  O  D  O  O  R  A  L  S  Z  Q  A  S  G  E  Q  K  R  M  A
K  E  O  O  W  W  E  J  T  S  M  E  S  Y  O  B  Y  V  L  C
M  A  E  C  L  M  W  H  B  L  V  Z  Q  M  U  U  B  S  X  L
K  A  D  L  I  N  B  V  T  G  A  Y  C  S  Y  M  Y  C  H  J
```

ATTENDANT	INTRAVENOUS	PHLEBOTOMY
CARETAKER	MEDIC	SUBCUTANEOUS
INTRAMUSCULAR	ORAL	THERAPIST

Puzzle 2

```
L L E S A N E G Y X O O L C Y C N N A X
G I V L Y G O A E D Y P Y M S E W O C V
Z L H K U N Y I H Z T W O T O E V I H X
F F U R D N A D T N H T L N Z E F T J P
B I L A T E R A L A O O A P Y V B A L E
I C F T N I N C A B C T Q G Z D A B A X
B E L Q A A W M E D A I B D W S D R K T
T H A I R M T L J L A N F U C V W E G R
J Z H L M V H S S H T V V I B P K C D I
E F T Q J P X E C T O Y T I C O E A X N
D R J I Z Z X R Z A Y G R Z M L V X O S
S E Z F Y D H Z B C B C O Y L G A E M I
I Y N X D A Q B F C K B S N R P G C V C
J B J D X X G T L S Y P E T G P S O S V
M G A Z R W Y W Z Q L V R W D Z X P B E
S F I D W I X V H T H Z J E I A S U T J
I N F C T K T G C P O C A Y M V S H L B
W P M J Y O F E L G I E E K C J E X M Z
L B O L H C Q O S S Q C H N F G H L G Y
X T F Y Q O W W N K D D X T S N M D N N
```

BILATERAL   DANDRUFF   EXTRINSIC
CALCIFICATION   DENDRITES   NEONATAL
CYCLOOXYGENASE EXACERBATION   PHLEBOTOMY

Puzzle 3

```
L  D  E  F  I  I  P  A  N  B  J  Z  P  V  Y  S  H  G  B  I
P  E  W  J  K  B  Q  F  S  V  H  O  P  J  F  Q  E  C  A  Q
H  W  U  J  C  I  O  P  D  E  S  O  K  V  F  E  I  B  B  H
E  I  B  D  E  V  C  K  K  T  P  H  U  O  O  F  Y  L  E  Y
I  E  W  K  L  J  X  R  O  Y  L  T  B  D  Y  I  S  O  W  H
C  Y  E  B  Z  X  T  P  I  L  A  H  I  H  X  S  B  P  O  I
S  K  X  F  R  X  E  M  A  K  M  V  E  C  H  K  L  F  R  R
P  E  A  K  E  R  I  A  E  I  T  D  H  T  L  H  J  Y  A  O
B  W  J  G  A  X  M  R  B  R  T  B  C  K  G  A  O  H  B  F
F  X  W  T  I  O  O  C  Z  D  U  I  L  T  N  Y  K  A  R  W
N  A  I  S  X  T  I  L  J  J  Y  U  T  A  S  L  W  Y  O  G
T  V  X  G  P  O  R  V  P  L  O  W  R  N  X  L  R  D  G  K
E  V  Q  E  V  O  U  P  V  N  S  A  J  S  E  U  V  L  S  A
P  U  C  G  L  H  W  P  E  J  K  A  T  Z  M  V  U  A  I  H
C  E  H  E  L  B  A  T  C  A  R  T  N  I  P  M  D  C  S  Y
R  A  N  T  H  R  A  X  G  V  E  V  B  D  E  K  G  A  O  U
G  L  A  B  B  L  B  B  U  D  K  V  F  N  Y  H  V  N  T
Z  L  T  C  S  X  Q  B  O  U  D  H  T  M  F  X  V  I  A  Z
V  S  S  R  C  E  R  Z  R  G  G  T  D  X  J  L  A  T  Y  I
W  Z  W  Y  C  K  J  G  A  G  D  G  J  T  N  U  Y  Y  C  O
```

ADVENTITIA	CAVITY	LUMEN
ANTHRAX	CYANOSIS	POSTOPERATIVE
ASEPTIC	INTRACTABLE	RECEPTOR

PUZZLE 4

```
H L W A X D Z L T Z M Q O M P U A C E A
P E B U I P E O A U S A X H T B J V P E
H N E D V O E R A R W D R W S A I Z K E
E N X I M V G G M H U C Z T P T R U Q T
E O S O P T A X W A Y D I J A C H E P E
X R X M D M H Q A W T N I R L J X B K L
H D T E K F P Z P X E I P S Q R B P O
I S V T W Y O P W N S N T V E D H V P T
T V A R P A I H C C E K X I B U M M D S
G H A Y F M R E L G Y A H M S Q B I H Y
U K J H N W E Y E T N A D N E T T A V S
R N B L A C T D N T G B Z O R S R X O M
F U O T S U C M O Z E B W F D I X W G A
U O J G M O A N N U I E W Z H X I G Y X
Q P G G G C B B A K F C X T K B W Y C R
F N T Q V J I E V V G D R H V N A W P
B J G N K F G E S R T Y P O W S K J F M
R I N T R A C R A N I A L Y S S Z J L B
H K Z T O T R V F O B N X F B U N K S J
J N Y J P G O C Z R S X Y A K R K N H D
```

DERMATITIS	AUDIOMETRY	BACTERIOPHAGE
ATTENDANT	ABSTINENCE	DEGENERATIVE
SYSTOLE	EPIDURAL	INTRACRANIAL

Puzzle 5

```
C N S X D L F W D S D H A D G L Z L C T
A I B C O M I R I R V K E D N V B Q O Z
A J R N I L Y S L U M F N M Y E Y N R A
R H I T H A O H L W I Y P W W C T E O D
E G U C A T A W O B G E Y Q B C I J N Z
E A V G S I U Z R P C G D A B R K M A V
U Y V O N B H I O T T R A D V R V F R L
Q R X N W H L C O C F G R H A Z O U Y S
P E X I I L D R Y J Z R B U S L E T N X
F O T S A O A I E S M G P M J M I E U Z
Z E C T K L B J T F P S L P Q V E L Y C
S B I B P E W B A K R T L O L E J H A K
A O L E H P G O E V B F C M P G C G C I
N C Q Y B R A W P R P C J X F X H G B V
E N T R O P I O N K I V W U M V O C Q K
T Z V K H Y N Y G W U B H Y S P F N H F
S U O E N A T U C B U S E I I L D W D E
Y O W M Q Y L X F S A X H R L D Y H O T
D N Q S F V P H H I S C Q L I J H U C I
X S H E N T V Z D X J J I P R O Q H D Z
```

BRADYPNEA   SUBCUTANEOUS   ENTROPION
BERIBERI   EXOSTOSIS   DEFIBRILLATION
CORONARY   PECTORAL   PSYCHIATRIC

Puzzle 6

```
H F H Z W H Z K R H E V J D P L Y H U S
T U V Z X O X Z V E H K N D A Y B B M I
Z I R U Q H A I U E T V S I L Y I C S W
R X D N H O V U N X S E R K J W V K N Y
L A G A V O S A V D G T M X I M T A I T
P X Q H Y E F S I I A J B O V S J W S B
P P I U T H E V F L E S A O N T S A L F
T U B E R C U L O S I S C I L A M P A B
C O T G M T H K U S V O T A J T M L K D
U B O R V X D J Y T G V E I D S C V N S
R U L A M X U L G J S R R T U X P U V M
Y P A E G B A I V H O V E U K O F Y V G
O W I M P I B W X T W P M O Q Y I U O Y
C P B A D H O K I I M P I K C Y R C P M
Y S P O J D A T W H A Z A C A X H D E Y
Z B M S W X I R K I E Y T A G N J F A P
P E W Y A S U Z I P F H V L P E Z J H C
H H F S H N H M F T I I A B W S H A O Y
D D P Z W X R Y U Z I A C Z S F U D N A
X O F L I I Y H W Y V S Q E C L W H N B
```

BACTEREMIA	TUBERCULOSIS	ATRIAL
HEMODIALYSIS	BLEPHARITIS	VASOVAGAL
BLACKOUT	AEROTITIS	MANOMETER

PUZZLE 7

```
T E P E V V L B S A C R U N O A N R I J
S J P E R Q G A D S E A I B B S D M U F
V M E X R P Q Y E Y T T M O T A G X W I
A L L J V F B J P H E O R Z O E S I M A
P L L I Y O U U M I C T C P M F X H G R
O I X Y B B I S O W I A A J Z N N U F S
R Q L T X T G P I V U M R F U W R T Y A
I E P R G G O M E O X F U T D N V P I T
Z M R D Z R L Z X D N E L X I P T N H W
E W M Q H I H V Z M N L A O U X O V G O
R H W T A I N O T S Y D R Q F H D X Y A
Q Y Y Q T G Z Y T Q W T O M P K B T U Q
B R X B E T Y Y Q A J B M A F W P I Y N
E H T L W Z S L F C F Y E G X I I E B E
B G E Z J L T J F G G W F Q H Q Z F G S
X X Z L F X I Q G C F T X M G F V Y L M
R E H A B I L I T A T I O N T E Z E X F
Q K B P B K L M P N D J E H R O N U U O
Q J Q X M K W E Y Q O E Z K S Q F I N T
K F Q J R D U F N Z P H H W N V Y H K E
```

PERFUSION	REHABILITATION	DYSTONIA
ERYTHROPOIETIN	FEMORAL	TRACHEAL
ABORTIVE	VAPORIZER	APHONIA

Puzzle 8

```
C D N F H O K I V J V V E J A M K H N I
A I E Q Q B I I H B P M P G B H S Q H Z
Z A B G J H X R N O A F U F N N R O X L
Y M X S T V V V S T F G V L G R Z U A M
T N H I H F M E R P Z L Z J E L L Y X B
J I E T K X T A N S D V P Y O L W Z G
N O Q T V K P J V E E W P E A Y H O E P
N C M W P S O N M N V A X D C I B G B H
O E Y P A R E H T O Y R C Z I N D N L I
S N B C J J F R V S Q J F L D H E O Q Q
M T K I T F I F E X I S C P O N K I Q J
J E N M O C O C R C Q N B N S V X T D U
T S B E U M M A M B L Y O P I A I C W O
F I V L L S A C J N K M B G S Z U I K H
R S A C V K N R G L Q X Z P A F F D C N
V R N Y T C Y E K X Q T T L D T Z D I F
R I Q M M E H Z U E A V S Y V X N A D U
C Y S I V T N R X P R F C M N H K A F V
M R V U O D W R B F B D U Z F P A V G Z
J H P Y Q G S X B G Y R U G N F O L C O
```

VENTRICULAR	ASPARTAME	ACIDOSIS
ADDICTION	AMBLYOPIA	BIOMARKER
ANTAGONIST	CRYOTHERAPY	AMNIOCENTESIS

Puzzle 9

```
U G S D V B C Y U I E I X N E Q C R N R
N P C E I H O V J L J Q J T Y S A A I G
A I S E N I K Y D A R B D F O T S O X Q
A I K Q B I I F Z X M A X L I J N R O V
S P R C Y A K D X D P A V X F X K T T U
X Z N M D N D O X H D A M P U L L A A Y
C X V Q E T N O T K E Q Z Y M N L E L R
L N C Z Q I L U V Y O B Z W N C L P F F
C T T V N C F I R G C Z S J S E B J A A
B F O U F O R J V S X O L V C I A Y Y P
A V U V D N I E B L I S T W C R Q T V
T D J Q Q V X F A Q N N R Q H S E T R C
T P T H Z U R G Y Z B O G F U N L E T R
N A G L L N C D E C K N A I L A S M A
P J R F R S C R T A V O S H Q Q K W K T
T V W Q U A A P U X U V P D P A I E E K
Z B C Y U N R T L S O E H V Z P Y V O L
W C P W K T E L F K R V K X T S U S U O
W A K H G R K Z N T T S B R O N X O X T
U E K P Y J N J P Z G V A U S X P S C S
```

CYTOKINES	ELECTROCAUTERY	AMPULLA
AORTA	BRADYKINESIA	TREPHINE
ANTICONVULSANT	AFLATOXIN	NURSING

Puzzle 10

```
F  T  D  S  N  M  I  Q  J  Z  P  R  F  E  K  I  E  T  Y  R
G  Q  S  B  U  T  P  T  S  H  E  O  G  C  G  N  S  W  N  E
W  T  J  C  X  B  E  O  L  J  S  L  B  K  H  T  T  E  Z  K
D  A  M  G  D  U  C  E  E  G  U  U  E  I  T  R  Q  W  W  A
J  L  T  J  R  H  B  U  V  Q  U  K  K  K  C  A  W  I  B  T
B  L  F  P  G  O  X  A  T  X  L  F  W  J  C  V  F  F  P  E
C  Q  B  H  T  R  A  O  T  A  Q  L  X  G  S  E  T  K  T  R
M  U  R  O  C  B  H  K  D  N  N  O  B  G  F  N  T  A  D  A
N  A  M  V  X  U  Q  X  G  P  H  E  F  X  B  O  S  M  O  C
S  Y  L  W  M  F  N  N  M  P  K  Y  O  A  L  U  L  C  A  L
I  N  T  R  A  M  U  S  C  U  L  A  R  U  U  S  H  Y  K  A
T  Q  C  S  Y  L  B  A  T  B  I  C  G  W  S  I  X  L  O  R
C  S  M  O  K  R  Q  Z  Z  R  O  L  A  P  C  L  O  N  V  W
P  Z  I  K  S  T  N  A  D  N  E  T  T  A  O  Q  R  D  P  R
L  U  N  P  C  X  B  C  H  R  T  I  W  N  V  K  Y  N  G  F
K  M  M  I  A  G  O  V  O  C  X  E  L  T  E  U  O  T  L  T
S  O  D  O  O  R  A  L  S  Z  Q  A  S  G  E  Q  K  R  M  A
K  E  O  O  W  W  E  J  T  S  M  E  S  Y  O  B  Y  V  L  C
M  A  E  C  L  M  W  H  B  L  V  Z  Q  M  U  U  B  S  X  L
K  A  D  L  I  N  B  V  T  G  A  Y  C  S  Y  M  Y  C  H  J
```

CARE	DELIRIUM	ANNULUS
ASPERGILLOSIS	HEMATOCRIT	APPOSITION
DECOMPENSATION	CALLUS	DYSPEPSIA

Puzzle 11

```
N G L K P A J E Z A A B G U A B M O N K
B M Z F O C P C B R A L U C I R U A E N
M I H L P M K S M O U G W V U B N D G J
T B U V O M I A G P T P F Y M H M G R J
M Q A T Q N E M V O O Z M W I G L E E J
C W W N T R M R W P H L L S R Y C S L E
Q M M H U N U R I V Q F X W Y H Y O L M
A L I Q E W M M C Q O D L S Q R K O A V
F S A K V O T V L K P M I H P U U Q Y S
M O F P V K S H N M W B P M M O E E U Z
C O W M A R A F J N B P O B C S U D N B
G G X N H R O N B J E F S F J C R F T A
X R E G O S O Q O X V Z U Q H X D G N M
X B U P Y V Y S C B X L C K V R B W Q C
U D T G B K W G C I Z O T J T T I D J H
R F E E L Y U C Q O R C I Y X J N O Z L
T Q U I H Q A W B D P I O X I Q B H V H
T H E R A P E U T I C Y N W S G J F W F
Q J R H F L J S N Y Y W P L K C H L P E
M V N J I H S J X B A Y Y Y N E E Q R Z
```

LAPAROSCOPY	ALLERGEN	THERAPEUTIC
LIPOSUCTION	ABSINTHISM	AURICULAR
UREA	PESSARY	ANEURYSM

PUZZLE 12

```
U R R I V X Y E K X V F A I G A H P A X
T R E L Z E W N M U T A T I O N T G T A
T H O C U N Q D K H U S W D W B L X M U
V G F L N L O E K A N B W V N Z P P Z T
Z J X L O A S M X J W F I M U Y Y L Q L
Q A G Z F G C I B Z G D O C K L Q F I Z
A F F X Q I Y C F H P K N D E O N O O I
Z S G J Z T E H Q I F M Y X J O V T I X
S U J R F D X T P A E T D K I E K P A R
S D Z I P H C N P G X P G S W M U S F B
E U B M X Z H I K V J S U O H E P R L H
Q M P A D Q B R T U K L P T F L I W H V
X Z M M R G O Y G J C O T L E N Z A L M
Q S R C A A D B U C W P W N Q N M E W H
S Y Q G K C L A O L B M I W L P K P W O
G G R F C J O L Q U O C X J O Q U X U S
L J K C Z Y F P I N Z I E M R T S P L I
O T F T N I I D P K S F O D A A X Z G O
C F H M M Y S T K I D I K E A J K D P P
X B N Z U X C G C N H R F H Z H R I V H
```

SPLENIC	HIPPOCAMPUS	MUTATION
APHAGIA	ENDEMIC	UROLOGY
OCCLUSION	LABYRINTH	CANCER

Puzzle 13

```
G G M N W Y E L B C N E A H E P D F N R
T Y M F C Q U S I C T B I V I S H T L B
G D T F Z M F H I A D D R V X H U D R J
W E S B P T T X V U L X N X R N F M E J
Z Q W H Q A T E C S E T U C A B U S N P
Y T S O P C P T M A R R E X C N M A X L
I O P O X T I W A L U S N S C X I U P O
N A I F Z O T F U G M Y Q Y H Q Z T N C
V D T P N F Q M A I U G Z L A U V T E U
I P C R X Y A W W A T O I Z S K C B O R
V B O A O T Q D T M U L V M E C Q K L J
R B R J U G M I A K P O I Y X R X E O D
C H O L E R E T I C S C M U T M T J F S
O W L J Z N U N G P G A D B Z W E Q M Y
N F F R U A H G I Z B M L A D I S M G W
M Z J S T F Z J P C J R R D A A A I Y B
T V L V D A F P N U N A K J U Z T I F B
Z Q K I T T C M Q E S H F D U U N W A A
D A Q H N B O U N R A P W A Y Y U F Y S
R J F U Z A X D Z A W L S G F U Y E W O
```

ABDUCTION   SUBACUTE   RETINA
CHOLERETIC   PHARMACOLOGY   CAUSALGIA
IATROGENIC   SPUTUM   IDIOPATHIC

Puzzle 14

```
S Q H C C N F W P E H T T L F S I S U Y
T I J I B Q C C Z D D S U A B M N T N M
Q B S O L S O J M L Z I J Y G G S R V J
G W A E S K W B X J M T T I V K K H M Y
L L H X R T I O U Z A E P L D O I M O Y
L L A Y Q A V E R B U H B A C O E R N P
U L U N T T P X L Q M T W K K K I J T Z
A R E K Z M M I G R E S E C T I O N M X
S L O Z Q Q W C M L N E U P T E J N G C
T E K L Z B L M A E C N T G V F G O I L
H M G R O N Q G R R H A R B O A X T L P
E O C V E G N L J P U K C U H B B O D D
N Y R U P U I I W Q Z A T K P M V B A F
I Q R Z F Q R S W U A C V J H S A Z A Z
C O Y I Z V L F T L A M T F O K P I Z M
N Y T L A B C A I S E G L A R E P Y H F
G N H X R M V A H X A J A X V Q D V J N
A I C H U R S R Z E T U C A F W E B R S
L J R S F J R U W C Y X T V V G H W V C
H O F X F V L G F X F E Z F N T C Q B X
```

ANESTHETIST   UROLOGIST   HYPERALGESIA
ACUTE   NEURON   HEMIPARESIS
ASTHENIC   ANTIFUNGAL   RESECTION

Puzzle 15

```
Y H P M V I E I Y A B S D S Q M S Q F N
W R M V D R S L I U C E Q F W Z Z P B O
V I T D X O F B T G M D W Z J Y J Y G I
C K M S T Z O I Z K O A Q Z U L E C L T
T U V O I H D Q C Z V T V H N Y M Z R A
A U N R P M H N L G K I V Z N G N H R R
T I M A G F E E A I O V R B O Q Q Z M O
C C U W A N O H U L M E S U R X X E K I
P Q K H D A I B C U G V Y G L G P R O L
A E P O C N Y S E O Q H J V M E P F J E
Y E B I V N G E Y I I O L E D F N S T M
A Q J E V E A U M Z P B E K M N H T N A
T E L G H N V X B G Y E T S U A K Q Q R
Y S W D J K D N Y L R D W C B H S V A V
U M Q S G E R Q P Y F K K N Q Y N B R F
C N U R J A Y S C O I S W B P U F M G O
E F F C C Z X P M O B O M E M V I V J T
Y B M G G X A R E B F J G I X Z N K K R
C A R C I N O G E N H S P S Q U M G T L
Q N V T H C A X G L Q H L U V E P F G F
```

SYNCOPE	GLAND	VIRULENT
CARCINOGEN	AMELIORATION	BIOCHEMISTRY
ISOTONIC	AQUAPHOBIA	SEDATIVE

Puzzle 16

```
N  B  B  Q  U  M  B  A  U  I  M  K  L  F  H  D  U  R  F  W
G  O  O  T  K  R  J  F  R  Y  H  N  B  N  X  Q  E  E  G  R
O  O  I  Z  A  Z  G  J  O  Y  E  S  Y  G  H  K  M  O  Z  V
W  I  N  T  A  C  L  C  A  D  M  K  Z  Y  A  U  W  W  F  X
K  I  U  D  A  Z  A  D  W  W  A  F  E  M  R  L  E  S  G  V
M  K  N  G  X  R  O  Z  G  W  B  X  E  T  B  Q  T  S  V  O
P  O  I  A  D  J  R  P  L  F  B  C  Q  E  Q  H  O  W  I  A
G  M  X  I  I  J  E  E  Z  Q  A  P  H  G  H  Q  W  Y  E  I
X  S  T  N  N  S  P  N  B  P  A  I  R  H  T  R  A  S  Y  D
P  I  Z  O  S  J  W  V  N  A  W  A  V  S  G  G  D  X  M  Q
S  F  E  D  U  G  S  Y  H  M  Q  Z  O  R  W  G  Z  Z  N  T
E  P  J  E  L  K  W  P  E  P  O  X  O  I  B  Q  Q  P  J  X
S  C  S  H  I  E  W  X  B  L  Q  G  D  O  U  W  T  G  D  J
D  T  R  N  N  Q  V  J  A  F  J  F  J  X  N  I  K  W  O  J
V  J  U  A  M  E  M  I  S  E  O  F  Y  B  J  O  O  X  M  Q
K  N  I  D  W  O  F  T  M  K  T  B  Y  D  N  Y  T  W  X  A
P  A  K  U  R  T  U  G  T  M  T  C  E  S  W  O  T  I  E  A
Q  E  E  K  N  K  E  Q  K  I  R  E  T  I  N  O  I  D  C  V
V  P  S  A  K  Q  N  G  X  V  G  J  X  C  R  I  N  B  V  L
X  Z  C  S  B  R  U  O  Z  Z  W  N  X  Z  S  P  Z  D  O  O
```

INSULIN	ZOONOTIC	RETINOID
DYSARTHRIA	MYOCARDITIS	FEMUR
ABERRATION	PACEMAKER	ANHEDONIA

Puzzle 17

```
C C M W F H D F Z A X V R C G A E Y Y B
P C U M U V M Y I P Z Q D H M L M R X B
Q U R Y C J C B N Y K V E X D O C L B A
R E D T T M O U R W P J K V O P F T H Z
Y C R W N H Q S F D B C T X T E F D T M
P Q A S P P Y L N P K X T G E C U P F T
T Y E O X X A R I I P M N E D I T F X C
V T R I N I F H O R T C P M P A Z A C O
Q E A N X C N U G X A A I A R J N N X W
A N E B N T K V Y G I T T L G T E U D H
D V P I S C A R L B T N M S H X A Y F F
U R X N A B Z Y G B B T E O U U J U F B
Y Z U D R J M T V D U J M P B K S L E I
M U O G L W R D P E M A X X R H T R Q Q
G Z P H A S L T P C A Y M A O T X K O O
H S A L P I H W D A D D S X O D I W E E
A S B E S T O S I S Z O Z Z O R Q V O D
C C Z O C R W I R J C N B L O X R W U W
Y Z E E D E J L B U M K J D X N H Y Z A
X X T V J G Y Y M K E E H A I X X E M A
```

ASBESTOSIS	AEROPHOBIA	STATINS
EARDRUM	ALOPECIA	MUCOSA
WHIPLASH	XANTHOMA	THYROXINE

Puzzle 18

```
E U V Q V U Y G G S V E X M V F U X O L
E V V T B S K V I Q A A S K S S M V M J
Q U I L M R W S V S F V C U O S Q S Z W
T M N T D Q O B E H K O S A Q Q G L E X
Z X N E C T Y I V X Z L Y Y T W A U U K
L M F I P A S C A J D W H Z Z H H D F G
W U R O M C O F I I F F S N B T I B P S
I X P O H S N I P O S T E R I O R S B S
Q A E E U Q A W D A I S A H P A T M I N
G R M W G T G L A A E X H T X K X Q I A
E I S V W M I T P A R J C U G D L P X I
A V V M X F N A S O N H A S C O G F R T
D J V Q T Z B E M T I X T N J V T V B H
I Q G W A G N G V J T W A E E E F E I K
N I W Y O J L K V Z S V R D O J B J G F
C V G N Q F P E V I E G A J X F L N M P
H I J P T Z O R R Y G P C W H R Z G T R
A O D V R E N C C M O H T F X A Y S D K
X M A I R D O M D Y R S J J W N T J W T
Q H O K P V Z F C U P S G I C E F Z U D
```

APHASIA   ISCHEMIA   CATARACT
ACATHISIA   APOPTOSIS   PROGESTIN
PLASMIN   POSTERIOR   RADIOACTIVE

Puzzle 19

```
P  N  G  F  V  O  A  P  U  J  A  P  X  C  D  D  K  I  I  G
Z  Z  N  P  Q  L  E  R  M  U  U  J  I  I  W  V  E  O  P  L
E  O  A  I  M  A  A  T  S  A  V  T  E  R  A  B  N  W  I  N
D  F  B  G  R  E  V  C  T  J  X  E  C  T  V  F  M  S  R  S
E  O  R  K  N  B  U  U  B  Z  G  Q  N  E  J  D  Z  M  R  X
V  P  N  P  A  L  W  Q  L  G  T  I  Q  M  D  N  W  P  V  T
M  E  S  C  T  L  C  N  S  V  O  Y  M  O  T  C  E  S  A  V
W  Y  X  A  T  J  F  X  R  W  O  Y  V  S  E  P  T  U  M  H
D  G  T  S  G  Y  E  I  E  Z  D  A  I  E  W  K  I  U  P
S  E  J  T  Z  I  V  E  D  D  Z  R  Y  X  O  N  Y  D  W  X
H  W  Q  E  T  N  L  O  L  G  T  I  J  N  A  T  W  N  M  Z
R  T  V  R  F  I  B  R  O  M  Y  A  L  G  I  A  X  B  D  G
E  A  F  I  J  V  G  N  C  J  V  C  G  U  G  A  L  U  X  H
K  C  U  L  N  H  V  T  K  R  U  U  Z  F  B  P  D  O  V  D
S  M  F  I  T  T  G  S  B  O  V  F  Z  U  G  E  M  U  X  L
P  S  Q  Z  F  V  M  X  S  Q  M  C  Y  U  S  I  N  O  D  M
E  A  B  E  X  L  W  U  A  K  I  N  W  F  D  V  A  L  N  S
I  A  T  R  J  Q  K  M  N  J  A  T  Z  P  R  X  K  A  S  B
F  U  A  R  B  R  L  G  B  S  L  N  W  Q  X  U  M  K  K  N
M  N  S  V  B  M  A  G  W  D  B  M  F  X  K  P  S  K  L  H
```

SEPTUM	VASECTOMY	VULVODYNIA
AUSCULTATE	NEBULIZER	DYSPNEA
FIBROMYALGIA	ISOMETRIC	STERILIZER

Puzzle 20

```
H K Y D W U W O F A O L B V I Q R I A Z
M T N Q K J W J D O D A A X I T G M X R
A C R B H J Y C M U S S W N B B L Q Y V
B I Y V R U C S H C Q Z G E F A Y T H
R E B O G Z F G K U Z B L T G S U O F Y
S I S O T Y C O L U N A R G A I C H O A
K O C T H W Z A C F N X P F J T O F N Y
V F R L R P R U D S Y S J G W I M J L C
H N V N P A O E M N C I R A R L A K M W
M I Z V Q B D T O K V W J A K U Z G X H
A F X S Q D B I O A C T I V E C G T V A
S J B L G N S Q O H Q D U I H S A W I B
T P F C V S I P U L P S B M Z A S L K G
A N L K E W C Q M D B O P E C V K M P T
W Z T R O S V F M K U L P X A X D W O G
P C P E X I A M W Z T H O T D D G L F B
N E V R U Z P B A L A P Z Y L U I M N Y
D C Q Y E D R N K R U I V C O B Q B W V
S W Q D Y X M A O Q V N S P Z J M Q Z Z
W T Y R K P M B M U P U P F O K D L J T
```

VASCULAR   PHOTOPHOBIA   VASCULITIS
ESTRADIOL   SCURVY   BIOACTIVE
AGRANULOCYTOSIS   DEPRESSION   GLAUCOMA

Puzzle 21

```
L A X A T I V E Z M N M I T Q U L E T O
C J G D Q V O G O O E O C D P W L Z T U
Y G O X I F X N T F C U I Y Y E F I U V
I P J D T O W Q K P M S R T C N T T T G
C W W Q Z E N J I B R A F T P I G R D D
A I B O H P O T U A T U R P S R R J Y U
M I W G S I P Y D I T O R M D K O W S A
E J J I G S Q B U K L E O I M U N S I D
L J H M I E E T L Y V P H E T Z L Y E W
A C S R I W I Y T J G K U S U U E R Z R
N P H W V P W E H U Q T S M Z A S K H E
O W S A K F A A E T Y U K V P J I J H N
M M G U X T O M A Y P F P X D P R E Y M
A H X L G N U O H K G F G D D K G M O I
M H B E Z W E N Q O O B E O V U R G I S
D L I C V B R I Z R E L J S N G Q A R V
B T B N U J V C J A N F H I L Y O I L E
J O Z I A P G R M W N F T A M J F V Q K
V Z G N U Q E A K U Y H E F Q Q X S D L
B U O M I E I C U S N X K Y P O V X N T
```

MELANOMA	PRURITUS	LAXATIVE
CARCINOMA	RESORPTION	ELECTROLYTE
PITUITARY	OTITIS	AUTOPHOBIA

Puzzle 22

```
N A Y Y Y M A R I E O I F Y G T X L I S
B G Y N O T S M G H K S K J Q S O L R U
R B O G R Y G A M G K C D M H W U S K B
U V T I O S W V P I L N R P O R V Z I D
Y H U A Z L L J H S Z I I S E S Z X U U
P M Q J W O O Q A A U V Q M R C T T B R
I P F B N M H T R K U P O J Q I L S U A
I Z V P K G U T A G Y L D S O T X V D L
R E S E R V O I R M G G C P W E Z L H Y
P E S D Z O I H K H U N U X Z M Z D E R
S R K U G R T C U B Y E C J Y E Y O A A
S L B J Q B L O U X B H H T O I O K T U
M B T F G C Z Q S P H A D R U T W V B A
L Q P Z Y H N V A C P A F R N N Y U A M
I V I L B C L R U X O I E C S A V C D N
X N C Z T P J J P O N P B H L Z D P X R
J L Z U F M O H G X V D E Y O C B I F S
N I I J X B O S B L D Y U F A S U L O B
X B Y O M A L H W M M Z M T Q B A J K A
O O P M H L B A B X L T O N K R N R B Q
```

SPASM	BOLUS	GLOMERULI
RHEUMATOLOGY	SUBDURAL	OTOSCOPE
ATRIUM	ANTIEMETICS	RESERVOIR

Puzzle 23

```
X  W  R  J  A  J  T  O  H  D  S  A  B  P  F  X  W  M  V  P
L  A  T  I  S  D  Y  E  Y  T  E  R  L  T  Y  J  M  Q  Q  I
O  T  F  B  I  R  M  S  H  P  L  R  Z  E  I  Q  H  J  S  F
S  T  Z  R  Y  R  K  I  Q  M  C  D  E  A  M  W  T  Q  J  B
P  X  H  K  P  I  Y  H  N  I  I  K  J  V  O  B  K  L  I  X
C  K  P  Y  N  N  R  N  F  I  S  Z  U  W  J  F  I  G  M  Y
M  R  R  E  B  F  K  W  O  S  S  B  L  H  G  P  Y  C  T  D
K  L  S  W  L  W  C  A  S  Z  O  T  F  O  X  K  F  C  T  T
N  I  D  R  F  A  H  N  F  O  Z  O  R  V  S  X  A  H  R  E
A  G  B  T  D  R  D  W  D  W  B  W  Z  A  X  S  Z  U  A  N
E  X  P  R  V  I  K  G  F  Z  F  T  K  T  T  E  C  W  C  F
M  N  K  N  R  Y  S  Q  O  E  X  U  X  Q  Y  I  N  K  H  C
G  V  E  D  V  N  Y  F  K  O  T  F  H  O  A  A  O  Z  E  R
O  Y  U  G  O  B  G  R  U  C  F  W  H  R  J  A  U  N  O  S
S  M  C  Z  O  U  X  X  L  C  H  L  G  D  A  M  Z  I  S  N
E  R  D  P  N  C  C  T  L  J  S  A  M  M  R  V  N  X  T  C
H  E  P  A  R  I  N  K  K  M  L  Y  S  J  F  F  S  H  O  W
C  X  N  E  O  L  H  O  T  L  G  M  D  V  Q  R  T  Q  M  J
B  V  U  A  E  R  Y  U  E  I  E  W  V  C  H  M  O  J  Y  F
M  H  G  N  X  E  L  P  X  F  N  O  I  S  U  L  C  C  O  F
```

DYSKINESIA	TRACHEOSTOMY	HEPARIN
ADMINISTRATION	ALEMBIC	ONCOGENE
OCCLUSION	PELLAGRA	OSSICLES

Puzzle 24

```
M A C G X B R C B O J S I W L Q E M I N
H S W E V K T J X Q B Y B R P R D X M I
W J I T R H K T P S E U D O G O U T Y E
U U A N T T G M C U D H F U S B A Q D T
X Q A N O L I I N Z M U J C P J X S R O
C C J R U R F M G E L H P P V T D I R
P X L C I T E L I D U M S O E T U U A P
D W O R A S W T P E C Y W R U D X C T O
C S Y I J F V X S K D P G W Y Y O F I P
E M D B I Z I I O N A L U F B C M C I
K E Y I L U F T V U D Y J W N O F G Q L
P S U U O L E D G R X L V R Z R V Z J P
V U S P H P Z W K Q C B A L W U F J D Y
E R X U H K V Y G M W C H K N H L W J K
L A T X H T X Q R E E E D Q N H W Q G L
M P D C A O H N I E E C D J W J K R V V
D U K K G Q U S D A Y R L V L J S B U Q
I G E M X W C W D A A A K R E R F X Q Z
N U X L T S Y N R X T C F R L M F R Q E
H Z H E I A B K S V T Q R K S M W P W I
```

ALDOSTERONISM   CERTIFIED   ILEUM
MYDRIATIC   PSEUDOGOUT   PEDIATRICS
LIPOPROTEIN   PHLEGM   GLUCOSE

Puzzle 25

```
E T P B L T O A L P G S W G E Z C N V M
C P R W F A L Y O Z N N J M R F H E U O
V P O A Y B O K Q S O N I Y D N D T Y N
X E M C U F I M H X C A H B G L R Y T E
O N T M S M P L U R Q W B I U A V H J G
F C I B M O A D I O L E K W P T J W K O
D N P C E T G T J J Z W N T L M K C L N
J A P G G T K N I Z R U S N C L O K I I
G T I I L C S Z Y C D O A X Q Q Q E Y R
U B R N A V F J H R P W T W M I M Y A B
V V I O E E L E X J A Y S M S F F I G I
A M X Q C R H Z G E G L F N X W Y P Y F
F E Z S Y F B G D H X S M U J T Y R F A
F G W O K T J F K O Y P Z X Z O F V J A
E A B C Z Z B R T P Q X O V H D G Q K N
R J B E L H J A O Y P J V I B K T S M G
E A Y F J H S M D I N H X I S J Z L P G
N B Q C S W U L S A Y E C H A N Y X M R
T V B O X W B N H H I E B Y U W E O N I
C O A G U L A T E Z M R H K U N U Z F A
```

LARYNGOSCOPE	COAGULATE	KELOID
AFFERENT	TRAUMATIC	FIBRINOGEN
TUBING	ALBUMIN	POSTPARTUM

Puzzle 26

```
G F G G Z Z D D R X L F R O X E E Q H O
R P B I N V J R R P I A S F C P Y Q E T
P T Y I K V E K H D L T T L W N P G W Q
I A R B T V E X D U E E Y N S Y Z G P U
Q C G S J O U N C O H G O I A O N R Z
Z R J T G H H S P S I L Y T T R O P H V
R M Y I E H U A V R F Z S U I A K Z L B
X D D L M M T M I H W Q T K L Q G Q U R
W W G I A H B X G N Z G B G U E L G F T
T U N R S I O S Z K T J W F C W R Y E S
H Y T Z T H Y P E R T E N S I O N G S R
D N C T I W O E A S D L R G T J M B B M
I U O M M O W S R H T M C L R I E X F A
L C I L U C Z Y J A O D X I E D C Z J Q
A C X E L S P L N Y C L O S V U D W P O
S Q E F A K L G A J V I O V I Z K Y K B
U E B J T J A P Y M I W D P D K F I O W
O U S E I W P D S A X E X E X E P E N R
R N B K O T N E M T A E R T M E L E R S
A Z R U N B D I S F M G H P A T U M Q K
```

INTERLEUKINS   HYPERTENSION   OSTEOPATH
INTRAMUSCULAR   AROUSAL   TREATMENT
DIVERTICULITIS   MEDICARE   STIMULATION

Puzzle 27

```
G K G P B B K D V Q E S R N P P W P S N
I P C R A D H N E U C S Z E U H V Q E U
N R K M A L B X R X Y G Y S D L V D T C
G F E Z L A P D Z N E T A T S O R P I E
I B Q Z D I B I O P U W W W U P A S C V
V E H F Y T S V T L E S I O N N T Q S E
I H F H E L I M U A M D Z C I P A G A K
T E B L W T A N B B T D D H F P H N S S
I J Y C I X L I M E U I X B A P M M B P
S T K S G N J A D A T D O R K R J A M O
S U A Z U I V K G T I S M N C M P M Q N
Z K A I R Y V V N P J S R B Q O T N O Y
D U R C T G R G S W D P A G F Z G O N M
Q Z O N L F M J I A K S M R R U B V X
T U C Z D A J P L X C M D I A B Z K C D
X G Z O P Q V F L D N R R R W L E S I J
R S Z R H K M V Z C P C U G C G M O H Q
V M X U K M Q N R U Z E Y M K T B Y T Z
X A A Z Q X I P L R Q Y Y A H A T Q Q Z
H W T K S T X V G F Q O Q M N V A V E D
```

PROSTATE   PALPITATION   GINGIVITIS
SACRUM   SYNOVITIS   STYLET
DIALYZER   ASCITES   LESION

Puzzle 28

```
G K G P B B K D V Q E S R N P P W P S N
I P C R A D H N E U C S Z E U H V Q E U
N R K M A L B X R X Y G Y S D L V D T C
G F E Z L A P D Z N E T A T S O R P I E
I B Q Z D I B I O P U W W W U P A S C V
V E H F Y T S V T L E S I O N N T Q S E
I H F H E L I M U A M D Z C I P A G A K
T E B L W T A N B B T D D H F P H N S S
I J Y C I X L I M E U I X B A P M M B P
S T K S G N J A D A T D O R K R J A M O
S U A Z U I V K G T I S M N C M P M Q N
Z K A I R Y V V N P J S R B Q O T N O Y
D U R C T G R G S W D P A G F Z G O N M
Q Z O N L F M J I A K S M R R Y U B V X
T U C Z D A J P L X C M D I A B Z K C D
X G Z O P Q V F L D N R R R W L E S I J
R S Z R H K M V Z C P C U G C G M O H Q
V M X U K M Q N R U Z E Y M K T B Y T Z
X A A Z Q X I P L R Q Y Y Y A H A T Q Q Z
H W T K S T X V G F Q O Q M N V A V E D
```

ANGIOGENESIS	FIBROBLAST	CATAGEN
HERPES	EMBOLUS	SARCOMA
MYELOPATHY	AEROBIC	LIMBUS

PUZZLE 29

```
F S C M D B Q L G Y S L W O M A U Q A B
L I K I U V R A A E V F C K S C Z S A S
C H H V T Z N I Q W F V V J I R R Q H X
T S D E B O H E Q E F X I U L O Q Z I N
O Z B D M A I S A L A H C A U D O W D V
T T N X D O E B W M B O C Q T Y C Z M V
X A P F N X G W O U Z F B F O N C A I G
I B N Y N C L P R V I W Z B I T Q X H
U X K G V D X M O D P J V C D A K M B S
X G A K K L T H P B O N A E N E K I W S
P E R I P H E R A L I G M Z N N T Z J Y
G S S N U M M I I N H N E I C R K Q R L
U L O D Z Q Y G F Z S T M E Q S Z U B W
N Q M A W E F E X J N A W B O B A M W R
V G K B D K C D F P T J L J M C L Z C C
D D B C M T C M M E T B J Q F K O P Y V
S B B C I L R B H R Y J N B U B X W W R
S N R O I A C P T T W K Q A J E T N S X
Q C N Q K N M O B A E I Y A R N J Z A Y
D W H T D A V R A L U I T K V T A Y D G
```

AMPHETAMINE   MEDIC   PERIPHERAL
PROBIOTIC   ACHALASIA   ACRODYNIA
BOTULISM   HEMOGLOBIN   INFECTION

Puzzle 30

```
P Y X G T H C V F M K B P Q A Z A J B M
D A C Q U H E N U H E C N C K B I Q Q U
F U R N F R U S A A T C N C I E S E I M
T M L O T K P H F Q F R U C N S P S E P
M Y D I X Y U A Z J Y T S Y E K I E I N
K E G S V Y S Z E Q P K Y P S D D S I V
T O I J C W S L X E E B Z L I J Y E T V
I B Z S F C Z M N M X K D I A S L X Z W
C B V N U N K I N C B R A M B I O Q N U
W U S J S W X D Q U F R N Y P D P M J V
A E G G P O T B T T N N H M T P T E O A
O M D X D J G V O N Z H N Z V P L R K A
V N O I T A D O M M O C C A A D W O E A
E S R Y O N E V O X B Z P M N N L O S Y
P Y C D M T F I L A A R R U M Z N A Q B
P A R N F O M X J I N U P R I A P I S M
U A Q B K D N R G M J S X B I L J A O G
J X H B I M W E C L R S D M D V W O K V
M B A Y Q F E Y D M L H E F K K D N W X
E T A P L A P G S A E Q P Q T Z I F A R
```

VERTIGO	ADENOMYOMA	ACCOMMODATION
PYRIDOXINE	POLYDIPSIA	PRIAPISM
PALPATE	AKINESIA	PAROXYSM

Puzzle 31

```
S  I  T  I  N  I  G  A  V  C  S  A  N  M  U  C  O  U  S  Z
D  P  K  P  F  V  A  D  P  T  Z  I  I  E  H  S  E  E  N  N
O  E  P  U  I  N  B  S  I  R  R  G  S  X  P  Z  S  M  Z  A
P  E  C  F  W  S  D  M  O  B  B  M  W  J  Y  Z  Y  F  M  L
P  W  R  O  W  W  U  U  I  J  T  P  B  T  D  H  M  Q  G  C
R  X  C  W  M  L  S  F  C  S  N  H  B  L  F  E  P  D  F  T
N  G  L  L  A  P  T  F  Z  A  R  P  S  K  O  C  Z  S  T  U
N  Z  D  N  R  Z  R  N  X  O  G  L  H  G  C  O  K  G  A  I
C  T  T  C  H  X  K  E  E  M  K  X  X  Q  X  R  D  X  X  P
O  S  L  O  J  C  U  Q  S  Y  O  S  F  B  V  O  K  G  B  L
G  L  R  N  J  K  K  T  J  S  W  I  X  R  R  X  C  M  N  Z
I  P  W  T  E  G  U  S  R  X  I  S  K  G  U  J  W  U  W  L
E  L  O  R  U  B  H  Q  A  E  V  O  Q  J  K  Q  Z  I  S  E
H  W  A  A  Z  A  K  K  B  G  O  T  N  Q  M  T  V  U  K  I
Q  F  Y  C  J  M  T  Y  T  S  G  P  F  V  Z  E  S  V  L  N
Q  K  A  T  E  R  L  W  H  C  C  X  A  I  Y  B  S  F  X
V  U  X  I  F  Y  N  S  U  I  J  M  B  F  A  Z  I  E  Y  Y
I  S  Y  O  B  V  Z  C  G  V  O  T  H  T  V  D  S  X  J  W
U  H  R  N  V  S  Z  I  X  W  U  P  N  Z  W  H  U  N  K
K  S  H  P  L  V  P  D  V  X  U  L  N  E  B  N  X  P  L  U
```

FIBRIN	VAGINITIS	PTOSIS
MUCOUS	ASPHYXIA	DECOMPRESSION
BLOOD	CONTRACTION	STIMULANT

Puzzle 32

```
G Q Z A J Q R C W D K I Z K U Z U Z L A
J A D S A J E D A T J L E C G J C M S D
A N L K O K W H L M D J V U F K D A M I
S I B A O W Y P J Q B E B Q D A N I B P
E M X R C S J C V L Y F H Y A R B L F O
L A T E O T N Q A R T I C U L A T I O N
U S F C R A O D X Q U V E Z P R I O N E
N I Q M Z O Y G L Q D U B I I M Q Y S C
E R M Q H E N O O B Z R N Y A L T R T
V N H L N N W A G G M K J Y X F Q J P I
L E E Z V O Z E S V U E M W N F H Y B N
M B G I Y U S L T K C E G U Y O U M K U
O D P S L V U S B T E H U J X G N K N P
L H F W R L E Z I T G X P P R A G Y J G
E V V K Z P D O D F T K M E L A S C Y Y
U O P A Q D N V W W F J Y U H A S O D K
E Q P Y S P M L A V R I I C L T D Q E O
S C I Q H L K K G B L U P I R H Y G J C
L A I R E T C A B F M X Z C K K W Q T C
A S C J J J B V D X I U N L C T X P Y N
```

PRION	INJECTION	ANOREXIA
GALACTOGOGUE	ADIPONECTIN	VENULES
BACTERIAL	ARTICULATION	STROKE

Puzzle 33

```
A T S A S G L T S H F T W I V F V U U O
V D Z Q T I D Z R P A H C O N U X G E U
F A F W V V X D K R M B B B C B S D S Y C
B G A Y E N W A O Q F J Y Z S W Q R L T
J M C U Q X Q U L W P U X O C G S L H E
P H L E B O T O M Y C T K S O J H R C Q
P N J J C I N H A I H A G Z T Q Q J T E
R R M D N D Q N T O I P Q T O L C O E M
P T I E Y Q E A J E X P O M M B W F N O
O P H N S F M V C R C A S R A J T N Y D
B F G C Z G R Y P X D F I E P L Z K N S
R G N O I M U C Q E H C S N F G Z Q U V
O K H T E F E Y H T A P O R H P E N K O
B W S V J J V T L F B J B K D G B P A S
V A D Y J X G Z A G D B M F S Q D S S O
R D N H P L M O I L X L O E F B U Y X L
I K H D D P G U P H H T R X Z Q P R X K
V U M H T P R B S H B W H Q M R H P G Q
A X B J K D J S V T D W T M T R U J P Z
Q Q K Y V B L C W U V J X K M L A B F Y
```

ROUTINE	ASTIGMATIC	NEPHROPATHY
CLOT	SCOTOMA	PROPHYLAXIS
PRINZMETAL	PHLEBOTOMY	THROMBOSIS

Puzzle 34

```
A T S A S G L T S H F T W I V F V U U O
V D Z Q T I D Z R P A H C O N U X G E U
F A F W V V X D K R M B B C B S D S Y C
B G A Y E N W A O Q F J Y Z S W Q R L T
J M C U Q X Q L W P U X O C G S L H E
P H L E B O T O M Y C T K S O J H R C Q
P N J J C I N H A I H A G Z T Q Q J T E
R R M D N D Q N T O I P Q T O L C O E M
P T I E Y Q E A J E X P O M M B W F N O
O P H N S F M V C R C A S R A J T N Y D
B F G C Z G R Y P X D F I E P L Z K N S
R G N O I M U C Q E H C S N F G Z Q U V
O K H T E F E Y H T A P O R H P E N K O
B W S V J J V T L F B J B K D G B P A S
V A D Y J X G Z A G D B M F S Q D S S O
R D N H P L M O I L X L O E F B U Y X L
I K H D D P G U P H H T R X Z Q P R X K
V U M H T P R B S H B W H Q M R H P G Q
A X B J K D J S V T D W T M T R U J P Z
Q Q K Y V B L C W U V J X K M L A B F Y
```

DIABETIC	ARTERIOLE	RANDOMIZED
ALVEOLITIS	INCISION	SEPSIS
PROGNOSIS	ECLAMPSIA	PERISTALSIS

Puzzle 35

```
S  I  T  I  L  Y  D  N  O  C  I  P  E  R  Z  P  B  N  C  A
V  N  H  O  G  Y  L  H  W  D  Z  C  L  A  Z  A  X  P  F  I
Q  F  W  C  D  N  S  K  A  U  N  S  J  J  B  N  V  H  G  B
Z  R  G  A  Y  F  G  J  F  E  Z  V  B  L  Q  C  X  O  U  O
H  Z  T  I  U  K  T  K  C  T  J  I  G  M  M  R  H  U  Z  H
N  B  Y  S  Z  C  X  S  E  J  A  A  D  K  F  E  S  P  B  P
R  O  I  D  L  C  E  I  N  F  L  U  E  N  Z  A  N  M  R  O
V  O  I  M  Y  N  N  G  I  G  L  Q  T  O  E  S  X  E  E  R
N  C  E  T  E  S  G  B  B  P  G  T  I  Y  X  X  V  B  C  C
A  Q  F  S  C  G  P  U  T  W  M  B  G  M  M  T  J  X  C  A
L  C  T  V  O  N  X  L  B  X  S  W  I  D  F  T  O  R  Z  T
A  H  N  B  O  O  U  I  A  Z  W  U  N  E  N  N  L  D  M  E
A  B  V  W  Y  U  R  F  P  S  E  A  J  Q  Z  Y  X  G  U  Y
T  J  S  Q  S  Y  Z  A  S  C  I  G  W  F  H  O  Q  B  I  Y
C  D  Z  N  Y  D  W  U  R  Y  F  A  V  J  U  Y  W  Q  V  F
Y  F  I  N  B  A  H  K  B  G  D  O  L  Y  W  W  Z  D  F  R
P  L  X  U  O  R  Y  Q  P  I  F  K  U  L  W  S  D  W  R  M
S  S  N  X  S  C  N  W  I  Z  Y  M  A  N  T  Y  C  J  G  N
K  N  V  A  D  I  O  I  P  O  K  D  G  H  L  V  Y  A  E  D
R  W  L  E  O  U  F  M  Z  P  W  N  D  T  T  U  P  P  X  V
```

DYSFUNCTION	FUSION	ACROPHOBIA
OPIOID	INFLUENZA	PANCREAS
DYSPLASIA	SENESCENCE	EPICONDYLITIS

Puzzle 36

```
Y H I O H W G F Q H K B T A K B I F F J
Q W T I Z N G W E Q A P L R H C H X L G
H S U D G H D M A W Q P O T V F S V N E
E N H R R O O N Z M V T T H P Y P A G D
Z I H E O R I O W Y X Z N R Q W Q L P F
D O K I R S J E I U J Z T A P G D L Y Z
J Z J H O D V T Z J H G L L N E Y Z C B
R Z A Z N S Z O E C Q K K G A G P K Y O
R G A I R E B D L R Y S G I Z A I S M Z
E R W J Z I U I R S Q N X A W X S L I J
P K V M W W T T N A I C I S Y H P G A N
G X J N J A Y N R Z M K Y Y A V R A K M
F I D D Z H S A H O B P D B X V K S U X
D R K O U B S U A A P Z N M A E T R L U
L F Z T R O S A C E A H W G G I N M A S
F Z G D B N R A D E A A I D J H Z F T K
A I X W I P R Z T B I G V L P M R D E Q
W R F T B U J E G Z M S B M U D I J F R
I R J A C H G M V E O E A V D A G H P G
R W M V N R F S B W Q N L Q X K F D B G
```

PHYSICIAN	ARTHRALGIA	NEUTROPHIL
ROSACEA	PEPSIN	ANTIDOTE
MALIGNANT	HEMORRHAGE	PRAZOSIN

Puzzle 37

```
Q E Z F N V J H A R M G K U L R K G U N
I G X G E O U N F H U U N G H P Y V E G
G E R Q W P I Y G V L N M U Z U E Q C X
T O M K L A R T G V J I N N Z J J Q W E
R W B H R D A L C Z L T I N T G U U G X
A I P O R E P Y H A L H K P G Q A P Y X
Y H G B L F Y Y Y Z P B N U A I L I A Q
T Z J B O I V G D D U M R M R Y G W H F
K W C R T B K S B T Y E I U B V G O D U
V W S A H R C E H T G I Y U W A D B I L
J J G J M I Q Y R D C L M M S L O H A W
G N J E B L E J N A O H U T W D D H C K
Q P H L P L S H W P T L R B A Q L N I J
N D K C N A W N B I L I A R Y F Y N D X
H I T J I T B H O T T K N Y R O V P E J
S T T Z O O J A M I P B Q O X S D F M W
I A K W S R W A S Q V O B M T T B B Q R
W D D E O V Z Y P Z T A K U A P X Q N B
Q I A D W L W P Z X D U J A D W F O T Y
T Z I O U K Y Q G D K H I D D F M E V D
```

BILIARY	UNIT	MEDICAID
KERATIN	HYPEROPIA	GASTRITIS
DEFIBRILLATOR	IMPACTION	POLYURIA

Puzzle 38

```
U  K  H  M  V  Q  P  U  J  Y  H  A  C  N  I  S  E  J  K  F
W  T  C  U  P  Q  J  G  L  P  N  K  T  J  R  S  L  F  A  D
P  L  A  A  J  W  R  O  L  T  X  W  Y  E  E  F  E  D  J  A
P  C  G  J  U  C  V  A  I  W  D  H  G  H  I  X  C  M  J  K
C  H  X  Q  G  Y  Q  M  R  W  F  S  O  B  Z  F  T  U  U  G
L  I  V  R  S  T  A  H  F  N  L  K  L  O  T  F  R  T  S  W
I  E  C  F  Z  L  I  N  S  O  M  P  O  D  M  J  O  E  W  E
N  C  B  H  A  Z  S  D  E  N  S  D  I  D  S  M  L  I  H  B
I  E  H  R  N  H  C  A  E  Z  J  K  T  D  L  N  Y  M  N  L
C  Q  I  X  S  V  E  P  F  I  M  E  G  N  L  S  O  C  Z
W  A  D  Z  K  P  H  B  B  C  J  L  A  L  F  S  I  I  L  X
L  C  H  P  A  R  G  O  I  D  A  R  I  B  E  S  S  Z  H  D
N  F  H  J  C  O  D  Q  Q  M  W  S  N  B  S  T  O  Q  U  M
N  P  P  F  A  M  G  O  E  I  Y  Z  U  I  O  K  A  G  T  M
J  L  F  G  U  D  O  G  V  D  I  T  M  E  T  M  W  L  M  H
S  E  R  O  T  O  N  I  N  X  G  D  B  T  B  G  M  W  D  X
V  X  P  P  G  H  E  P  K  A  K  B  N  G  J  B  I  Y  U
N  O  Y  R  N  T  W  O  Y  K  N  A  T  T  J  I  O  M  E  Z
M  I  X  B  W  R  Q  Z  X  G  A  Q  O  N  V  P  T  Y  U  O
X  P  N  F  O  F  E  D  K  C  R  G  I  T  U  E  C  G  C  Z
```

SKELETAL	ANTIMALARIAL	ELECTROLYSIS
SEROTONIN	ADMISSION	AETIOLOGY
IMMOBILIZE	CLINIC	RADIOGRAPH

Puzzle 39

```
Y T G O A X A K L J R K X E Z O B M N B
R H B Q J P R G J E H E T I H G E J I P
E U I L V J P W P J W F T H O Z Z S R D
X V W V W K E E G R J T L C O T P H A J
N W X P E H L K N S W E F L N M D T F I
A H E E T S Y C G D A P E B Y I P J R N
L T G R E B Q N R A I N S U S P H D A H
D O S I K L T Y K M S C Z L K I H P W J
S P B T H I W A I O S J I V L V V K S B
G X F O U Y M Y M P U J K T D S H R G Y
E L V N N L T E A D U T G X I D X E E W
M G P I H Z T W P E G T N X J S K Q R Y
I C Y T T E M W F I M U A N K R T M C E
T M U I R L A W A R D H T I W G X N J I
I X Y S M A L A I S E C R Z H M E N S N
R N C O L V S F Y D Q J C B X G O X X V
Q F K G Y X D L A U I I E E R U R M P S
N G K G G D Y K W N I V Y U H N P R H
A R R Y Q K D R D B X N J Z J L S Y A N
W M O S C V X S H X Y C V L W S G U M H
```

MALAISE	HIVES	LENSOMETER
APPENDICITIS	WARFARIN	URGENCY
WITHDRAWAL	SPHINCTER	PERITONITIS

Puzzle 40

```
B Y D H F S M T M E G A Y F S V I R E O
N K R L C J V V N K Z S S K I F E L R M
R M K D E F Z I O R P H L P T C T G T X
H E Y B D P N S U M Y H T F I Q I H L E
E S N S I I C V Z L Z G M U D R F S U C
C Z O O T G G P M Y L B E A I F A T N A
G Y G A I D N P F M V Q S T O Q H T Y S
F H E U Y T K K S P Q A U Y R O D Y O A
S R L X U V I Y I H S B Y G Y J B L R R
C W S H D T N T O O P X P W H J O Z Z M
Y P U B L A T R C M V J U M T Y Q E X D
V N D T P E I D N A N S J T A P V H Y M
I R I S Y I S P X F R P X C T A V V F W
T Y E T C V O A I A G P C P D M Y Q J V
A J L G F V K N P Z Z S M P R F S I T N
E V Q V N D Y R G I M J A K S C V F R B
O M C T B O M D T E L L U C F H O C S R
S E B A C E O U S A F G Q O O O X O I F
K W G X Z M T Q L M W H V H R O A Z C Y
G G O D L C H L E D R W K D W A D P R L
```

ASPIRATOR   LYMPHOMA   SEBACEOUS
THYROIDITIS   THYMUS   CREATININE
SYNAPSE   LIPASE   PRACTITIONER

Puzzle 41

```
N A S U G S V J A A E R O H Y Y A W K W
E M A W M Q X Y I N T N E M A G I L G G
P O N E M L W G R J S N R C X O R T T G
H R R H R F L Z C F T Z G P T L J E H L
R E Y P R A H I R S U T I S M O V F N V
I S G W R K L P I V V B O O P T C A A A
T N W U W T R S X F R T U W E N Z E C D
I Z E S L N T X Q Y T O C L X O Q P L Z
S N F Z F U G O L N D B U A J R R K D E
I Y A Y X H F E D F U Q L I M E K W I A
R S B E I J G J A Q H G E X N G Y O V Z
B T U Q T A N M I G B Z E Z G P F T P L
B K L B E I E W H D T Y K E V R N X F R
H T W S O B V Y T X W F C O V M X M E J
W A Y J I B Z P B I G Q Q R G V S W X L
G L V A V X B N J N S H J Y N X N W V V
K J S F R K C Y R S J X U R Y H R I J X
C I I P R S Z O H S O G E G V E Q P Y O
S K W P I H A E A D S L E A C J S U A E
T P G S P Z N Y C B U W C X D P D I I P
```

NEPHRITIS	ANERGY	NEURALGIA
AMEBIASIS	HIRSUTISM	GERONTOLOGY
SEROMA	RECTOCELE	LIGAMENT

Puzzle 42

```
G G U U X S N R C P R G T H Y V H K G J
O Y O W E I L A U B Q K D R S X V J X E
Z F P N A G T H Z N I X A U J E K M A J
V M K R I A Y X B G D N S G N I V L K S
W Z P F P O A N T I O X I D A N T H H R
O S E L D R S B E M A I T N E M E D T I
Y O E S E K O C L A O M T O E G T U Y A
N X R D Y F A U O E W Z D S N R E R Y T
Y X O J S Y P H D P R U J K Q T F R O E
R J N L Q O Q E O V Y U F U M E B W Q S
M U X H I A O M S S K U T U H P O O O Y
B H I D D J B I I J Z E H C X M W G B K
S H R Q H M Y A G C H Y Y A A O A U F Z
V A J Z M I B N S H X I B Z B R Q N I T
C E L R P G P O C T R W A H H N F A Y B
Q Q K U S C D P J R G R T X T W O L L H
Y M M D S K F I P Y I W Q D B C B M I Q
S A J X C K G A S B Q H V J F J A L X N
D O L M V F Q Y S E J G N S B G R E H E
B I S G C U D A V T A I P V Y H S O R T
```

GONIOSCOPY	CARDIOPULMONARY	CATAPLEXY
HEMIANOPIA	SPRAIN	LANUGO
FRACTURE	ANTIOXIDANT	DEMENTIA

Puzzle 43

```
J F S B N N U Q B D F T S T D K V V H V
A Z R U W W I C X H L I Z H C K I D M Q
P U E F O T R T X S T Q E C H Z F Y C O
P T N E A Y L A P I K U X Z Z T Y H B W
T M O T T N K Z R E T F D I A Q J N L G
A N I A J X A H O P L H Z D O T A A B Y
I I T L D X T L V R X N O B D Z C D V P
M F I A Z E C E G T U T H I N T M Q V P
U I T P R H Y T Q E C O H J O H F S B I
S M C U A W E F Z Y S L X S J K F N Z L
W T A J P V X Z U H J I E T H X X Z J E
W W R K G K K U H B O H A E H U H M W Y
K L P Z P Q U H A R U G T N Y U Z L F B
D I R P Z S E L T W A J O B J Z I W Z
N O E G R U S A U X T E A S L R E A P D
I I N O C I C E P T O R R I C G J Q J E
O C Z N F H C J I J Z O P S D E X B Q E
N O M C R P A R Q R Y P Z N D A X T V E
A U T Q I A U K J D Z M R W G Q M S A L
T G U M F K R W B E V C I M P A F H C A
```

LEPTIN	URETHRITIS	ANALGESIA
PALATE	NOCICEPTOR	STENOSIS
SURGEON	PRACTITIONERS	LACTOSE

Puzzle 44

```
U W R I N I N J Z L R N B G B E O E Q Z
Y R T E M E L E T E O U J M L Z N N J E
I A V Q K N B Q S I E M J S O O G I K N
U V B T W N Q I S C S T Q M U E X M D D
B R E K L H D I D Y I D Y N S N A A D O
D Z B C P E C B O M A Z H C E C C T I M
U I H G N X T G I C Q M B X O Q R S J E
L Q Z T E P L W Z W Z H R A H P S I W T
L N I U Q M E I K A L G T A W E I H V R
R A J P B R K L V T M P N I T U B D R I
L D T G B H P U H I O F P G R G K E A U
E N W G P E F L S D O W F J X B Z I N M
A I B F P V S A H L Z P Q T Q M S L C T
I N F A R C T P H U Y S E A V K E G T A
J S H W S G I J I S X W M J Z H E S H S
F A L N K P K V L N O J L E V H W X C I
K H Y B Q R W L R L A H G E L G U I T A
R J U Y C V M U B S V L D E H Q B J R O
F H E K U M H O F Z S R M P F G F H T
Y L B L F B E F Q P G B Z F W E F E H L
```

INFARCT   EXCISION   TELEMETRY
HISTAMINE   ADIPOCYTE   SPINAL
BLOUSE   RESIDENTIAL   ENDOMETRIUM

Puzzle 45

```
M A Q A G X V E R T T K L H G V Q R T Q
L S B Q T V I A U V L H W J T Y H A G D
A H I I G G T B P K L F V Z O Y V Q O Z
R I G E O C Z P T B Z N U I W J F L I L
O V M L E T M N U E O W K P A R V D J R
U N M Z I T I Y R J B H X N Y V U L R A
F C K B K V C E N L N U U D Z U X M U
H K V A V L X E G A N G L I O N K E C O
A A U A A G N Q S T N L Y U R P H D S R
I M X O H P S Z W B P D J C E T V C A L
B E V S Y T A K Q H A D Y U Y C F O M G
O B G C A O A E D G T S O R G E N K I N
H Z O F O B V V G N C K E U G B H A H X
P C F T X E I J G Q N C I Q X D G H D C
O N E O X Z F J V O Y G N P P F W E E Q
R L I P U P M A Y Q U H U Q L T O D P J
Y S Y V Y D H E C K O H J D B Z U N D C
G N O I T I R T U N L A M N K N J W F U
A U K O G C L S D O V P V Y S V I V A H
I D P N C U D U W V A F M R Q B C Q S M
```

GANGLION	STAFF	ABIOTIC
RUPTURE	MALNUTRITION	ABSENTEEISM
PUPIL	AGYROPHOBIA	ERYTHEMA

Puzzle 46

```
A O W A K U L M X W P S W H I L V D X V
P I U J Y U W K N C D Y I W B G D B R C
U U N T W S V P D J T N D I H O C U K F
S P D E B S G F Z J D D H T D T U N K H
D O Y X H R C R R Z A R I O V B P U M J
B Q Q F W T E K E V H O A B X I I U S A
Y E F B S J S A I T R M D R V C L I R Q
W I E R F Z E A K D N E V F I D N L C U
Y M M K D Y G Y Y K R E L M M M D I Q H
S F Y L F T M M H M J L C M A Z J S P S
I D E L U S I O N E L Z C O V O P N X W
S G F C N P H R N R Z D N G M X M J B T
O N A M U R W O Y I J Z K Y F L V Y M C
I W C I Z C I V H U S E A V Q J C U A L
L F P E E S P A L E R L O L I D O E E O
O K H F S S P A F I G V G B H Q C A B P
C Q N I S Q V B Y I R Y M P G Z E U K V
S W M Z H G P B A L T K Y A M D F F J I
I E I C H I Z G O Q U U N E V T J P Z H
R C Y Z R Y J Z A D K J T Q C T P L R D
```

CENTER	MYALGIA	SCOLIOSIS
RELAPSE	OUTBREAK	REMISSION
MYASTHENIA	SYNDROME	DELUSION

Puzzle 47

```
Q R K Y V S U V M Z G P U J M D U Z Z U
S O V D B H H Y H T O Q C V D Y M G F O
D E R V H I V A F E W R G L B E R U T K
I U T G A U S I N J E U T A L F U S L L
K C K Y A R D T C W V Z J Z K C X F I L
V L P P C S V K W U I E Z R O U E Q V Q
G E C Q Q O M L L J G J P H P N A E U
Q Y F R Q E N A U G I G N J C O A U R K
B U A A D X A O M U J V V S S I R T D K
X H V Q N B A R M R R Z O D J E B P K T
T F A R G O L L A M Q N V D O A M S T X
X V Y A W K H A U V Y W E D B D E Z S X
O S U C E R Z E U N T T U A X O M P N Z
T Y A L U S N G D U V U T E W H P P N Z
Z B F O E I X R O R J E Q S E D S S B
U D U G R F I E G T M C R R I F A U N G
N T N E V J S K Z E P J R S C U S A C I
Z Y P M Z A Z U N V E T J X Y U L C E W
A L H E J T O T D K E Y F V K A Z T V D
T Q D W X A N X I E T Y D X W B Q X P Z
```

ANXIETY	UVULA	MEMBRANE
ORGASM	ALLOGRAFT	LIVER
PERINEUM	MONOCYTES	ABATEMENT

Puzzle 48

```
C N O Q I E R Y Z H M O E F T A Y P T J
C B U B M A P M O Y S X P A U J R H F D
B F O U T G Y M O T C E R T I V A T Y U
D Y W N H A V C N N C M D A N P V R Z G
U I A K H J A K L N N E W K R I I K W I
V L S E G R O D J I N Z U D I R L A G P
P A M L D B E D F F X O E U Q U A M B J
S S N I O Q F X E M H X R O K L S Z H O
E I U E R C G T E X S J O D F J W V K E
O M V G M D A G A D M P F E B M R A U B
U H K J Q I U T Y Q M M I N J X N P S N
E W J E B B A P I G T H J I Z W N G X N
D L R C X Q R S H O S V L T A L K O Y V
Z Y O U O Y Q J D N N E D I Z B Y B X J
T Q F T M V K G P W G B I S M L S A U P
B P J D S W L K R X Q X Z R K P C A U R
M D P X V A Y S E S P I Y R B X H R K A
W P W K O Z I L S X I P A B F J S X X Q
E C T O P I C D Y N K M W T D D J C S W
D Y C K T T F F Z O M N U E B W C Q Q
```

MYOCARDIUM	PLANTAR	DIASTOLE
VITRECTOMY	ECTOPIC	ANEMIA
DISLOCATION	SALIVARY	DUODENITIS

Puzzle 49

```
I A E E V L H V F E W C A W G E I S Q P
U K Q R Q R E Y X U W X F K L H W D C Z
C V G A U R W D P G N U B K L Z O R L V
Z A X G T Z K Y V O A I L E H T A S N G
J C W E A U I R N G P X W T X N B A S L
L S B M A N O E Z A Q N M H C L R F A W
G R D I T F N V S N S M E U E K K C C N
A Q B R R T B V U E S O J A L H R V T P
G X K G B V L Z M I U M H J D L S E S U
T A Q U Z B R V X M Y N K D L S E I H Y
U T M F A O C S E E W S U F V S I O G
H O Y U W W P H A J R B M B S E B N K T
R E A E T B U F J D H C L V M O F F L C
M R O M G S T R T U L A P E Y W A U X J
E S Z Y H A S I F N M P T M R J N S O G
O L L A J Y L T Z R P A I O Q D T I H K
I B Z V Q Q U Y Z Q M Y E I Z H N O M Y
J N F A K S Q U F E F R H G V X M N F U
U Z R P T E E G H Y L C O A P N S G U R
P H Y S I O L O G Y M T J X X D H A C J
```

SEIZURE	STUPOR	HYPOPNEA
HEMATEMESIS	VERTEBRA	ATHELIA
PHYSIOLOGY	EMMENAGOGUE	INFUSION

Puzzle 50

```
M Y E L I N L D S L V M C R B C C Y I Q
B N Z G A S K A H E D Q Y U U J A O X C
L E L N E J G G C V B D Z R I D A H G Z
A S T R A P H O B I A O E A P R J I F Q
K C I K R P B R S I P T R Y L U G M P D
V Y L F W I I U X G T Y N R M G S B A A
V T C D O N I E J A R H T K H E X I R P
L X R D S Q Y V G T D C M A N E B N A I
A T G Y Q Z S E F A M P O Q X I E N K
S F B N O Q I P B C H J T R E A F C G N
E T Y C O K U E L I T E U Q I T Q P H S
L G B M E G U N B T K D V G D A C C B J
C D W G S S I S X A Q J K V F R K F E U
M X U G J P Q A N I D E D Y P X X H B L
U H H G C L Y G N C W T Z H J G P C Y O
T V K I B D F I G S H P S M P C E Q T Z
T J L J H Y N F A M Z R H R O Y V H I Y
W I W N W J D Y V F I M B V T N C L H I
Z H I N K A K U I G X Y C P I Q P V P B
W K S F X C U C M Y W I P L R X A E C K
```

ATYPICAL	YOHIMBINE	SEBORRHEIC
SCIATICA	CURETTAGE	ASTRAPHOBIA
LEUKOCYTE	KETONES	MYELIN

Puzzle 51

```
M Y E L I N L D S L V M C R B C C Y I Q
B N Z G A S K A H E D Q Y U U J A O X C
L E L N E J G G C V B D Z R I D A H G Z
A S T R A P H O B I A O E A P R J I F Q
K C I K R P B R S I P T R Y L U G M P D
V Y L F W I I U X G T Y N R M G S B A A
V T C D O N I E J A R H T K H E X I R P
L X R D S Q Y V G T D C M A N E B N A I
A T G Y Q Z S E F A F M P O Q X I E N K
S F B N O Q I P B C H J T R E A F C G N
E T Y C O K U E L I T E U Q I T Q P H S
L G B M E G U N B T K D V G D A C C B J
C D W G S S I S X A Q J K V F R K F E U
M X U G J P Q A N I D E D Y P X X H B L
U H H G C L Y G N C W T Z H J G P C Y O
T V K I B D F I G S H P S M P C E Q T Z
T J L J H Y N F A M Z R H R O Y V H I Y
W I W N W J D Y V F I M B V T N C L H I
Z H I N A K U I G X Y C P I Q P V P B
W K S F X C U C M Y W I P L R X A E C K
```

MECONIUM	ASPARAGINE	VISCERA
INGUINAL	SPIROMETER	LIPOMA
DIURETIC	STEROIDS	PROPTOSIS

Puzzle 52

```
T H R O M B U S D B F Q B Q S C D S L V
A O V V A N U H L B L F C H E C R K H B
R S Y C C S Z N K L A T C E D X A G X G
N L Q L E I P Q R Z C O H Y I X S E L H
M P I E B D B L I A C M L X N C T K O D
M R R M G J A O E A I E K F A A V B S O
E V N V P D D V J N D X Z T U C E I V D
Y D I O L P U E N A I F R L G S J F F D
M J J C O R H D J R B A L Q I H X B S U
V M E D Q U J Q H Q N M S T B R K W H W
Y Y D E J G Y A M S I I Y R U I M H C F
V S V C P N K S C A S X N V R C I C R U
P W P F B I C U G A X H A H O G P M J T
M Z U E C C T M T O M E Z I M D A L W J
W U G X L A E S H S E V F V N W A S B A
M T W D N O A U X H D D F T Y L I L X M
Q R K E A T C H Z O K X C L H B Q H R G
F F O E E G Z R W N K E R I L Y B D H R
B U Q M M G E F A L R J R G Z M I O M U
S E X A U N A R J N P O P Z U F H J R R
```

METASTASIS	TRANSCUTANEOUS	ANEUPLOIDY
OBESITY	NARCOLEPSY	THROMBUS
ASPLENIA	BIGUANIDES	FLACCID

Puzzle 53

```
M H F R Z V J I O O C C R G R E A D V C
U A V I P W Q A Q S A H W G Z N I J K Q
F K I W N Q L O Q R D L L N Y X M N Z W
K L A R G A B A E V S G F Z H J S P W S
Y C N L U E S T N E G O C Y L G O G S H
E D I U C T A T Q C R H Q P S P N T E W
E A B A F K C I E D K R B W L B A Q P D
W L L Q E T K O U R F V F M Z Z Q V T D
G P X R B T Y L N Y I T V D W C R C I P
E W M V V K P O R C J D D M Z X G E C B
M F O I O O W U J W B C E H Y Q D Y E Z
V A G G O I W R E T I N O P A T H Y M X
G N U B K P F B S C U E E K W I X Z I F
F O G Y Q P L P B K Y O L Y M P I J A E
Z F D E J Y F C K W S H F O L R J L F Q
Z D U H E K Q V P H P H M H X M P B N G
U E M W O E W U X A R N Q P D W N L H K
C E L I A C C P H N B C W T R P H U W
H R M E I A K B B X V Q C Z J G Z E I V
X P X B R H C Y A P E R D Q I S J T P F
```

RETINOPATHY	PLACEBO	ANOSMIA
NOCTURIA	SEPTICEMIA	CELIAC
FINASTERIDE	GLYCOGEN	CARETAKER

Puzzle 54

```
A  X  B  N  K  L  Y  P  N  N  T  G  N  X  U  Z  A  N  N  Q
I  T  J  F  Q  R  U  D  O  V  P  D  R  M  W  T  O  U  M  G
X  U  E  J  A  N  K  L  L  R  A  T  H  T  Y  I  N  Q  U  A
Y  G  O  L  M  U  K  Z  P  A  K  X  V  Y  T  I  U  V  D  J
U  B  B  B  E  O  I  L  J  M  R  K  H  A  S  A  G  G  P  Y
H  I  V  L  Q  C  T  C  H  E  N  A  Z  O  V  Q  Z  M  I  T
E  Y  U  X  V  T  T  R  T  Z  F  I  Y  A  T  E  E  Y  Y  X
M  L  Y  R  U  P  F  A  V  C  R  M  R  F  X  M  N  J  K  H
O  V  T  Q  S  F  L  B  S  E  B  L  K  Q  C  I  B  A  M  L
P  K  A  B  Y  H  G  R  T  I  L  X  L  J  V  R  G  E  G  S
T  O  B  U  L  N  H  E  C  O  S  F  E  A  S  H  N  Q  E  E
Y  B  R  O  N  C  H  O  D  I  L  A  T  O  R  I  T  D  N  Y
S  H  Y  S  M  T  O  Z  P  K  G  N  H  J  N  T  N  U  U  N
I  K  A  J  A  Y  T  M  T  S  A  G  A  G  P  S  N  L  B  X
S  T  R  C  H  L  L  N  A  G  X  E  Y  X  G  H  E  V  P
P  E  T  D  E  I  Y  C  V  W  B  S  O  K  U  U  N  K  V  A
I  J  U  L  L  W  W  T  N  A  N  O  Y  S  A  X  T  U  J  C
O  O  S  K  R  D  J  N  M  M  I  W  B  I  F  F  E  P  C  Y
E  M  O  R  D  O  R  P  G  X  V  X  X  L  R  C  P  D  W  F
I  S  U  T  C  O  D  D  Y  L  N  C  V  O  E  O  L  V  Z  K
```

PRODROME	ECZEMA	HEMOPTYSIS
CATHETERIZATION	MYOSIN	VENTRAL
ATELECTASIS	MENINGES	BRONCHODILATOR

Puzzle 55

```
R Q A B D H N B H W S J M I K U R F K E
N E S G X R L G S L I Z E H D Y G L A K
W Z T N O U B F N F T E D J Z B F A T Y
Y E Z C J N P U Q K I B U C Y Y I B C B
N X K G N B I E H O R C L H E I B O I H
T M H O N I M S L W H L L H J A R M C O
D M K C L Z H O T O T S A I L I I D F Q
P L J C M Y K P L I R U F J S L L F R X
K Y Z Q Q G M A S L A P O C W R L O R W
C J F K Z M G Y K Q R Y V F E K A N E M
F S T E N O S I S P W X N N J O T Y R M
U R D Z G U S E U X B K E O M Q I X P D
U N X U A I G A H P O R E A Z B O I U M
J L E O B G Z J N O G K N F D W N X W Y
G R J M W E V H A N G F T I O R E O K T
G Q Q H M V T X A Z M N Q T N Q V U Q P
H W N Y O E H G U V N K J L O O E L O A
A R Y B O M Q U X R G G T S S N K X B F
I D N N V X V W Y G Y L U G Q P W Q U P
X R N T P L Z N B X A D E Y I K E X T O
```

ARTHRITIS	GANGRENE	AGONIST
FIBRILLATION	STENOSIS	CHOLAGOGUE
MEDULLA	AEROPHAGIA	SPHINCTER

Puzzle 56

```
R  J  O  U  H  G  D  K  N  I  X  S  J  Y  N  H  K  V  F  O
Z  E  H  E  R  P  R  E  C  U  R  S  O  R  L  M  V  D  C  E
F  E  W  F  B  E  K  Z  I  S  R  S  Z  G  Y  Z  C  I  N  Y
B  C  K  I  L  V  A  N  I  F  J  I  D  Y  F  Q  N  A  E  U
P  B  H  Q  J  V  S  A  L  F  Y  S  I  B  F  E  F  E  M  Z
Z  T  J  A  M  O  T  A  J  Q  V  E  S  F  G  T  W  E  U  N
F  S  G  L  M  Y  Z  D  A  V  U  M  O  O  E  S  O  R  L  C
L  T  F  N  J  F  A  Z  O  L  D  E  R  P  I  T  O  W  J  K
O  I  I  W  L  Y  B  G  U  V  U  T  D  D  X  I  A  E  N  N
E  A  H  V  F  S  B  T  B  O  A  A  E  R  W  D  K  I  G  W
F  U  L  R  E  P  H  K  O  I  D  M  R  Y  R  I  N  C  P  U
L  Q  T  L  A  O  N  L  C  E  I  E  J  S  L  M  I  S  V  O
I  X  U  H  H  W  S  L  O  S  K  H  Y  S  L  V  X  B  A  R
W  B  Q  X  Y  T  I  L  I  T  O  M  B  Y  S  X  V  Z  D  N
R  L  T  S  F  R  U  F  C  V  T  Z  Z  Z  E  M  N  L  Q  T
F  D  O  D  O  V  O  T  J  A  I  Q  R  I  Z  J  N  S  E  V
F  W  J  V  Z  R  A  I  V  D  O  F  V  V  Y  D  E  N  U  B
F  F  S  M  O  P  E  J  D  G  R  W  A  O  J  J  U  J  S  I
J  W  Z  J  Y  H  H  S  D  B  I  Z  Q  Z  I  V  O  Y  M  N
Q  T  F  B  Z  D  F  C  Y  B  G  W  G  K  N  H  L  T  E  N
```

IATROGENIC	INSOMNIA	LUMEN
EUTHYROID	HEMATEMESIS	DISORDER
MOTILITY	PRECURSOR	OPIATE

Puzzle 57

```
E A G P O J A J G S A R R A O H E P Z U
M S D E X H I G I K I O O O I F K Z T W
B I X E A A S C E M T V G C Y X D K N G
O U D O N U Q G A A H O P A R S O O M Z
L Z K V C I M E T T C A V P Q N C P W M
I X D L G K T I H E M A T U R I A K Y Z
S Z U P V E C I J X S F A Q C I D N R H
M S H K M S Q Z S X T M B M G C A X N G
W L W L U Q H V A U O N M O C A A E X B
S W P S W X N E P U I T L I R D Z P N Z
S Y E G U O V N S L M V T L O W C D I N
C R F R L P Z W T O U K F T N Q S I B N
F R L Z I D A O V Z N D Y I X Z T O G G
X M T V B P Z Q O L O X U V N C N N F Z
X N Y Q V P R Y P I G Z I S Q K K E O G
Q A I K D U G C M P U D Y U W G X L N B
P F M L S B R C J Q Q M W P T K O G K Z
B Q Z S L E W W R H E S I S O I L O P K
E T D U M R W A S H S Z Z H N M Y E T J
Y M F D I S N E P W H R D N V P S V E E
```

SULCUS	EMBOLISM	HYPOXIA
SQUAMOUS	HEMATURIA	ADENITIS
POLIOSIS	GLENOID	RESUSCITATOR

Puzzle 58

```
Q U L W F P D U U Y O A N A O S W F H N
U M P T W B I E R E X X E F L G N C C Y
Z M Q K T Z E X N H X N I D X E A Z B X
H V B X U F T R Z I P A G M D W Y L M U
A U T O C L A V E A D V A D E L P Y X O
H D O T N B R D F E S O A Y X T O M E I
D E J Y Z B Y T G T Q U I P L C E J T O
L A E N I P W A E R L U T C Y W U R R E
V Y C C Y H H J U R A R H T X E U U O G
X L G V Q P F I T T K L E S B E I T C F
D L K M O A B Y U N J Z B P S L O Y L I
V O R R K N Y M O V A F P A U H N Z X Y
R N C U K J I P I V U Y I B P I A J S J
C A T T U S Z L X Z K K K F M F J S F M
M F J C Q J D E N Y E F J P R N H V N O
L J U G F Y R A X E S R B V Q Y D D F U
C T W Q P M K Y Z P M A D D Z E Z X B Z
P D H W O V Y Y H D V C X F W H I Z Q F
L L I A N D U K F S E A K E C A O R B U
D I F G L T A W R Z P N C W X E P F P A
```

CORTEX	OXIMETER	AUTOCLAVE
DIETARY	MACROPHAGE	PINEAL
MYOCYTE	APNEA	IODINE

Puzzle 59

```
S M G W A W A E E K M O M S J A D V Y R
D X T I O D X U W Y U I T C F N C K N F
H H B Q E V V W N M C P D K H F O J Y Z
L I P N D B M V L Y M E M H O R Y B S C
T K O R M L U O S F F I T R A O M O L
F M Y B O A L W W S N J I R L B S R T K
A X K O G B R G G L M C Y J E I D H A M
Q H X O M T U H H H K W D R Y T G X S S
L E U E I H O X Y A E L H C O C E H C E
H A L L U C I N A T I O N Y Q A W R X D
E C V V E D U V L O H X R U C I S A U P
S I H R U D V P Z G V M U T U P X B N Q
K J M M Y S B D X I V C I M V O I Z U K
C J R V P O C V J I U R Y A E Y G I V U
L B S W Z B F I C Q A N W P I M N Y C P
S D M O M X A R G S P H O L T W M E H M
K J B K H J O N I G G R F T I J Q Q T X
Q A Q G X T D T O L I U W L S W Y N S O
H G B C L X D A E I J E T Z M X L K V D
E H O G J K F H I G Q Q S J Z P X O C O
```

MYOPIA	ADENOMA	TIBIA
COCHLEA	URETER	ARHYTHMIA
HALLUCINATION	LYME	UVEITIS

PUZZLE 60

```
T I A P V I R C Q B S G I G I L X J S F
G R C G H P L L K U Q I N J V B F D K
X D E W Q O N H O E J T L C K L I Z P N
I L X T N N T I B L I Y R I T S L W T A
S Q X G E C T O G H Z K N C W U K S V X
A F A V N C Y I P R O D Y O G N U H N N
R I H V E D P K Y S E F K L O W H T A K
D G M F Z S B X P G I R T H T J B J O E
J U N E R U A N M U W A Q P H F G V M G
Y I F R D X F C J T L S W Q A F T C K N
C C F B N I E V B N M J L O W F D M M I
C M X E J M P U Q H P Z C A U H U Z K R
N M T V E I J I L B D S P J R A Q A N O
Q B N N C Y I D L B U T L T T O D U H T
S B T W P E Q L O R R E X A I T M W K I
C U B L G C V G Z Q E E M Q C B G U R N
M B Z B N S J Y Y Q N P B D A O M I H O
O N C O L O G I S T I K Y S R I L B A M
L A C I N I L C U C F Q D H I W P O H W
N J S M J X U I W P K P Z T A T N O D J
```

PHOTOPSIA	CEMENTUM	MONITORING
URTICARIA	CLINICAL	HUMORAL
ONCOLOGIST	INFECTIOUS	HYPERLIPIDEMIA

Puzzle 61

```
P Y X G T H C V F M K B P Q A Z A J B M
D A C Q U H E N U H E C N C K B I Q Q U
F U R N F R U S A A T C N C I E S E I M
T M L O T K P H F Q F R U C N S P S E P
M Y D I X Y U A Z J Y T S Y E K I E I N
K E G S V Y S Z E Q P K Y P S D D S I V
T O I J C W S L X E E B Z L I J Y E T V
I B Z S F C Z M N M X K D I A S L X Z W
C B V N U N K I N C B R A M B I O Q N U
W U S J S W X D Q U F R N Y P D P M J V
A E G G P O T B T T N N H M T P T E O A
O M D X D J G V O N Z H N Z V P L R K A
V N O I T A D O M M O C C A A D W O E A
E S R Y O N E V O X B Z P M N N L O S Y
P Y C D M T F I L A A R R U M Z N A Q B
P A R N F O M X J I N U P R I A P I S M
U A Q B K D N R G M J S X B I L J A O G
J X H B I M W E C L R S D M D V W O K V
M B A Y Q F E Y D M L H E F K K D N W X
E T A P L A P G S A E Q P Q T Z I F A R
```

VERTIGO	ADENOMYOMA	ACCOMMODATION
PYRIDOXINE	POLYDIPSIA	PRIAPISM
PALPATE	AKINESIA	PAROXYSM

Puzzle 62

```
F S C M D B Q L G Y S L W O M A U Q A B
L I K I U V R A A E V F C K S C Z S A S
C H H V T Z N I Q W F V V J I R R Q H X
T S D E B O H E Q E F X I U L O Q Z I N
O Z B D M A I S A L A H C A U D O W D V
T T N X D O E B W M B O C Q T Y C Z M V
X A P F N X G W O U Z F B F O N C A I G
I B N Y N N C L P R V I W Z B I T Q X H
U X K G V D X M O D P J V C D A K M B S
X G A K K L T H P B O N A E N E K I W S
P E R I P H E R A L I G M Z N N T Z J Y
G S S N U M M I I N H N E I C R K Q R L
U L O D Z Q Y G F Z S T M E Q S Z U B W
N Q M A W E F E X J N A W B O B A M W R
V G K B D K C D F P T J L J M C L Z C C
D D B C M T C M M E T B J Q F K O P Y V
S B B C I L R B H R Y J N B U B X W W R
S N R O I A C P T T W K Q A J E T N S X
Q C N Q K N M O B A E I Y A R N J Z A Y
D W H T D A V R A L U I T K V T A Y D G
```

AMPHETAMINE   MEDIC   PERIPHERAL

PROBIOTIC   ACHALASIA   ACRODYNIA

BOTULISM   HEMOGLOBIN   INFECTION

Puzzle 63

```
G K G P B B K D V Q E S R N P P W P S N
I P C R A D H N E U C S Z E U H V Q E U
N R K M A L B X R X Y G Y S D L V D T C
G F E Z L A P D Z N E T A T S O R P I E
I B Q Z D I B I O P U W W W W U P A S C V
V E H F Y T S V T L E S I O N N T Q S E
I H F H E L I M U A M D Z C I P A G A K
T E B L W T A N B B T D D H F P H N S S
I J Y C I X L I M E U I X B A T M M B P
S T K S G N J A D A T D O R K R J A M O
S U A Z U I V K G T I S M N C M P M Q N
Z K A I R Y V V N P J S R B Q O T N O Y
D U R C T G R G S W D P A G F Z G O N M
Q Z O N L F M J I A K S M R R Y U B V X
T U C Z D A J P L X C M D I A B Z K C D
X G Z O P Q V F L D N R R R W L E S I J
R S Z R H K M V Z C P C U G C G M O H Q
V M X U K M Q N R U Z E Y M K T B Y T Z
X A A Z Q K P L R Q Y Y A H A T Q Q Z
H W T K S T X V G F Q O Q M N V A V E D
```

ANGIOGENESIS	FIBROBLAST	CATAGEN
HERPES	EMBOLUS	SARCOMA
MYELOPATHY	AEROBIC	LIMBUS

PUZZLE 64

```
G K G P B B K D V Q E S R N P P W P S N
I P C R A D H N E U C S Z E U H V Q E U
N R K M A L B X R X Y G Y S D L V D T C
G F E Z L A P D Z N E T A T S O R P I E
I B Q Z D I B I O P U W W W U P A S C V
V E H F Y T S V T L E S I O N N T Q S E
I H F H E L I M U A M D Z C I P A G A K
T E B L W T A N B B T D D H F P H N S S
I J Y C I X L I M E U I X B A P M M B P
S T K S G N J A D A T D O R K R J A M O
S U A Z U I V K G T I S M N C M P M Q N
Z K A I R Y V V N P J S R B Q O T N O Y
D U R C T G R G S W D P A G F Z G O N M
Q Z O N L F M J I A K S M R R U B V X
T U C Z D A J P L X C M D I A B Z K C D
X G Z O P Q V F L D N R R R W L E S I J
R S Z R H K M V Z C P C U G C G M O H Q
V M X U K M Q N R U Z E Y M K T B Y T Z
X A A Z Q K I P L R Q Y Y A H A T Q Q Z
H W T K S T X V G F Q O Q M N V A V E D
```

PROSTATE	PALPITATION	GINGIVITIS
SACRUM	SYNOVITIS	STYLET
DIALYZER	ASCITES	LESION

Puzzle 65

```
G F G G Z Z D D R X L F R O X E E Q H O
R P B I N V J R R P I A S F C P Y Q E T
P T Y I K V E K H D L T T L W N P G W Q
I A R B T V E X D U E E Y N S Y Z G P U
Q C G S J O U N C O C H G O I A O N R Z
Z R J T G H H S P S I L Y T T R O P H V
R M Y I E H U A V R F Z S U I A K Z L B
X D D L M M T M I H W Q T K L Q G Q U R
W W G I A H B X G N Z G B G U E L G F T
T U N R S I O S Z K T J W F C W R Y E S
H Y T Z T H Y P E R T E N S I O N G S R
D N C T I W O E A S D L R G T J M B B M
I U O M M O W S R H T M C L R I E X F A
L C I L U C Z Y J A O D X I E D C Z J Q
A C X E L S P L N Y C L O S V U D W P O
S Q E F A K L G A J V I O V I Z K Y K B
U E B J T J A P Y M I W D P D K F I O W
O U S E I W P D S A X E X E P E N R
R N B K O T N E M T A E R T M E L E R S
A Z R U N B D I S F M G H P A T U M Q K
```

INTERLEUKINS   HYPERTENSION   OSTEOPATH
INTRAMUSCULAR   AROUSAL   TREATMENT
DIVERTICULITIS   MEDICARE   STIMULATION

Puzzle 66

```
E T P B L T O A L P G S W G E Z C N V M
C P R W F A L Y O Z N N J M R F H E U O
V P O A Y B O K Q S O N I Y D N D T Y N
X E M C U F I M H X C A H B G L R Y T E
O N T M S M P L U R Q W B I U A V H J G
F C I B M O A D I O L E K W P T J W K O
D N P C E T G T J J Z W N T L M K C L N
J A P G G T K N I Z R U S N C L O K I I
G T I I L C S Z Y C D O A X Q Q Q E Y R
U B R N A V F J H R P W T W M I M Y A B
V V I O E E L E X J A Y S M S F F I G I
A M X Q C R H Z G E G L F N X W Y P Y F
F E Z S Y F B G D H X S M U J T Y R F A
F G W O K T J F K O Y P Z X Z O F V J A
E A B C Z Z B R T P Q X O V H D G Q K N
R J B E L H J A O Y P J V I B K T S M G
E A Y F J H S M D I N H X I S J Z L P G
N B Q C S W U L S A Y E C H A N Y X M R
T V B O X W B N H H I E B Y U W E O N I
C O A G U L A T E Z M R H K U N U Z F A
```

LARYNGOSCOPE	COAGULATE	KELOID
AFFERENT	TRAUMATIC	FIBRINOGEN
TUBING	ALBUMIN	POSTPARTUM

Puzzle 67

```
M A C G X B R C B O J S I W L Q E M I N
H S W E V K T J X Q B Y B R P R D X M I
W J I T R H K T P S E U D O G O U T Y E
U U A N T T G M C U D H F U S B A Q D T
X Q A N O L I I N Z M U J C P J X S R O
C C J R U R R F M G E L H P P V T D I R
P X L C I T E L I D U M S O E T U U A P
D W O R A S W T P E C Y W R U D X C T O
C S Y I J F V X S K D P G W Y Y O F I P
E M D B I Z I I I O N A L U F B C M C I
K E Y I L U T V U D Y J W N O F G Q L
P S U U O L E D G R X L V R Z R V Z J P
V U S P H P Z W K Q C B A L W U F J D Y
E R X U H K V Y G M W C H K N H L W J K
L A T X H T X Q R E E E D Q N H W Q G L
M P D C A O H N I E E C D J W J K R V V
D U K K G Q U S D A Y R L V L J S B U Q
I G E M X W C W D A A A K R E R F X Q Z
N U X L T S Y N R X T C F R L M F R Q E
H Z H E I A B K S V T Q R K S M W P W I
```

ALDOSTERONISM	CERTIFIED	ILEUM
MYDRIATIC	PSEUDOGOUT	PEDIATRICS
LIPOPROTEIN	PHLEGM	GLUCOSE

Puzzle 68

```
X W R J A J T O H D S A B P F X W M V P
L A T I S D Y E Y T E R L T Y J M Q Q I
O T F B I R M S H P L R Z E I Q H J S F
S T Z R Y R K I Q M C D E A M W T Q J B
P X H K P I Y H N I I K J V O B K L I X
C K P Y N N R N F I S Z U W J F I G M Y
M R R E B F K W O S S B L H G P Y C T D
K L S W L W C A S Z O T F O X K F C T T
N I D R F A H N F O Z O R V S X A H R E
A G B T D R D W D W B W Z A X S Z U A N
E X P R V I K G F Z F T K T T E C W C F
M N K N R Y S Q O E U X Q Y I N H K H
G V E D V N Y F K O T F H O A A O Z E R
O Y U G O B G R U C F W H R J A U N O S
S M C Z O U X X L C H L G D A M Z I S
E R D P N C C T L J S A M M R V N X T C
H E P A R I N K K M L Y S J F F S H O W
C X N E O L H O T L G M D V Q R T Q M J
B V U A E R Y U E I E W V C H M O J J F
M H G N X E L P X F N O I S U L C C O F
```

DYSKINESIA	TRACHEOSTOMY	HEPARIN
ADMINISTRATION	ALEMBIC	ONCOGENE
OCCLUSION	PELLAGRA	OSSICLES

Puzzle 69

```
N A Y Y Y M A R I E O I F Y G T X L I S
B G Y N O T S M G H K S K J Q S O L R U
R B O G R Y G A M G K C D M H W U S K B
U V T I O S W V P I L N R P O R V Z I D
Y H U A Z L L J H S Z I I S E S Z X J U
P M Q J W O O Q A A U V Q M R C T T B R
I P F B N M H T R K U P O J Q I L S U A
I Z V P K G U T A G Y L D S O T X V D L
R E S E R V O I R M G G C P W E Z L H Y
P E S D Z O I H K H U N U X Z M Z D E R
S R K U G R T C U B Y E C J Y E Y O A A
S L B J Q B L O U X B H H T O I O K T U
M B T F G C Z Q S P H A D R U T W V B A
L Q P Z Y H N V A C P A F R N N Y U A M
I V I L B C L R U X O I E C S A V C D N
X N C Z T P J J P O N P B H L Z D P X R
J L Z U F M O H G X V D E Y O C B I F S
N I I J X B O S B L D Y U F A S U L O B
X B Y O M A L H W M M Z M T Q B A J K A
O O P M H L B A B X L T O N K R N R B Q
```

SPASM	BOLUS	GLOMERULI
RHEUMATOLOGY	SUBDURAL	OTOSCOPE
ATRIUM	ANTIEMETICS	RESERVOIR

Puzzle 70

```
L A X A T I V E Z M N M I T Q U L E T O
C J G D Q V O G O O E O C D P W L Z T U
Y G O X I F X N T F C U I Y Y E F I U V
I P J D T O W Q K P M S R T C N T T T G
C W W Q Z E N J I B R A F T P I G R D D
A I B O H P O T U A T U R P S R R J Y U
M I W G S I P Y D I T O R M D K O W S A
E J J I G S Q B U K L E O I M U N S I D
L J H M I E E T L Y V P H E T Z L Y E W
A C S R I W I Y T J G K U S U U E R Z R
N P H W V P W E H U Q T S M Z A S K H E
O W S A K F A A E T Y U K V P J I J H N
M M G U X T O M A Y P F P X D P R E Y M
A H X L G N U O H K G F G D D K G M O I
M H B E Z W E N Q O O B E O V U R G I S
D L I C V B R I Z R E L J S N G Q A R V
B T B N U J V C J A N F H I L Y O I L E
J O Z I A P G R M W N F T A M J F V Q K
V Z G N U Q E A K U Y H E F Q Q X S D L
B U O M I E I C U S N X K Y P O V X N T
```

MELANOMA	PRURITUS	LAXATIVE
CARCINOMA	RESORPTION	ELECTROLYTE
PITUITARY	OTITIS	AUTOPHOBIA

Puzzle 71

```
H K Y D W U W O F A O L B V I Q R I A Z
M T N Q K J W J D O D A A X I T G M X R
A C R B H J Y C M U S S W N B B L Q Y V
B I Y V R U C S C H C Q Z G E F A Y T H
R E B O G Z F G K U Z B L T G S U O F Y
S I S O T Y C O L U N A R G A I C H O A
K O C T H W Z A C F N X P F J T O F N Y
V F R L R P R U D S Y S J G W I M J L C
H N V N P A O E M N C I R A R L A K M W
M I Z V Q B D T O K V W J A K U Z G X H
A F X S Q D B I O A C T I V E C G T V A
S J B L G N S Q O H Q D U I H S A W I B
T P F C V S I P U L P S B M Z A S L K G
A N L K E W C Q M D B O P E C V K M P T
W Z T R O S V F M K U L P X A X D W O G
P C P E X I A M W Z T H O T D D G L F B
N E V R U Z P B A L A P Z Y L U I M N Y
D C Q Y E D R N K R U I V C O B Q B W V
S W Q D Y X M A O Q V N S P Z J M Q Z Z
W T Y R K P M B M U P U P F O K D L J T
```

VASCULAR	PHOTOPHOBIA	VASCULITIS
ESTRADIOL	SCURVY	BIOACTIVE
AGRANULOCYTOSIS	DEPRESSION	GLAUCOMA

Puzzle 72

```
P N G F V O A P U J A P X C D D K I I G
Z Z N P Q L E R M U U J I I W V E O P L
E O A I M A A T S A V T E R A B N W I N
D F B G R E V C T J X E C T V F M S R S
E O R K N B U U B Z G Q N E J D Z M R X
V P N P A L W Q L G T I Q M D N W P V T
M E S C T L C N S V O Y M O T C E S A V
W Y X A T J F X R W O Y V S E P T U M H
D G T S G Y E I E E Z D A I E W K I U P
S E J T Z I V E D D Z R Y X O N Y D W X
H W Q E T N L O L G T I J N A T W N M Z
R T V R F I B R O M Y A L G I A X B D G
E A F I J V G N C J V C G U G A L U X H
K C U L N H V T K R U U Z F B P D O V D
S M F I T T G S B O V F Z U G E M U X L
P S Q Z F V M X S Q M C Y U S I N O D M
E A B E X L W U A K I N W F D V A L N S
I A T R J Q K M N J A T Z P R X K A S B
F U A R B R L G B S L N W Q X U M K K N
M N S V B M A G W D B M F X K P S K L H
```

SEPTUM   VASECTOMY   VULVODYNIA
AUSCULTATE   NEBULIZER   DYSPNEA
FIBROMYALGIA   ISOMETRIC   STERILIZER

Puzzle 73

```
L L E S A N E G Y X O O L C Y C N N A X
G I V L Y G O A E D Y P Y M S E W O C V
Z L H K U N Y I H Z T W O T O E V I H X
F F U R D N A D T N H T L N Z E F T J P
B I L A T E R A L A O O A P Y V B A L E
I C F T N I N C A B C T Q G Z D A B A X
B E L Q A A W M E D A I B D W S D R K T
T H A I R M T L J L A N F U C V W E G R
J Z H L M V H S S H T V V I B P K C D I
E F T Q J P X E C T O Y T I C O E A X N
D R J I Z Z X R Z A Y G R Z M L V X O S
S E Z F Y D H Z B C B C O Y L G A E M I
I Y N X D A Q B F C K B S N R P G C V C
J B J D X X G T L S Y P E T G P S O S V
M G A Z R W Y W Z Q L V R W D Z X P B E
S F I D W I X V H T H Z J E I A S U T J
I N F C T K T G C P O C A Y M V S H L B
W P M J Y O F E L G I E E K C J E X M Z
L B O L H C Q O S S Q C H N F G H L G Y
X T F Y Q O W W N K D D X T S N M D N N
```

BILATERAL	DANDRUFF	EXTRINSIC
CALCIFICATION	DENDRITES	NEONATAL
CYCLOOXYGENASE	EXACERBATION	PHLEBOTOMY

Puzzle 74

```
H L W A X D Z L T Z M Q O M P U A C E A
P E B U I P E O A U S A X H T B J V P E
H N E D V O E R A R W D R W S A I Z K E
E N X I M V G G M H U C Z T P T R U Q T
E O S O P T A X W A Y D I J A C H E P E
X R X M D M H Q A W T N I R L J X B K L
H D T E K F P Z P X E I E S Q R B P O
I S V T W Y O P W N S N T V E D H V P T
T V A R P A I H C C E K X I B U M M D S
G H A Y F M R E L G Y A H M S Q B I H Y
U K J H N W E Y E T N A D N E T T A V S
R N B L A C T D N T G B Z O R S R X O M
F U O T S U C M O Z E B W F D I X W G A
U O J G M O A N N U I E W Z H X I G Y X
Q P G G G C B B A K F C X T K B W Y C R
F N T Q V J I E V V V G D R H V N A W P
B J G N K F G E S R T Y P O W S K J F M
R I N T R A C R A N I A L Y S S Z J L B
H K Z T O T R V F O B N X F B U N K S J
J N Y J P G O C Z R S X Y A K R N H D
```

DERMATITIS	AUDIOMETRY	BACTERIOPHAGE
ATTENDANT	ABSTINENCE	DEGENERATIVE
SYSTOLE	EPIDURAL	INTRACRANIAL

Puzzle 75

```
L D E F I I P A N B J Z P V Y S H G B I
P E W J K B Q F S V H O P J F Q E C A Q
H W U J C I O P D E S O K V F E I B B H
E I B D E V C K K T P H U O O F Y L E Y
I E W K L J X R O Y L T B D Y I S O W H
C Y E B Z X T P I L A H I H X S B P O I
S K X F R X E M A K M V E C H K L F R R
P E A K E R I A E I T D H T L H J Y A O
B W J G A X M R B R T B C K G A O H B F
F X W T I O O C Z D U I L T N Y K A R W
N A I S X T I L J J Y U T A S L W Y O G
T V X G P O R V P L O W R N X L R D G K
E V Q E V O U P V N S A J S E U V L S A
P U C G L H W P E J K A T Z M V U A I H
C E H E L B A T C A R T N I P M D C S Y
R A N T H R A X G V E V B D E K G A O U
G L A B B L B B U D K V F N Y H V V N T
Z L T C S X Q B O U D H T M F X V I A Z
V S S R C E R Z R G G T D X J L A T Y I
W Z W Y C K J G A G D G J T N U Y Y C O
```

ADVENTITIA	CAVITY	LUMEN
ANTHRAX	CYANOSIS	POSTOPERATIVE
ASEPTIC	INTRACTABLE	RECEPTOR

Puzzle 76

```
T E P E V V L B S A C R U N O A N R I J
S J P E R Q G A D S E A I B B S D M U F
V M E X R P Q Y E Y T T M O T A G X W I
A L L J V F B J P H E O R Z O E S I M A
P L L I Y O U U M I C T C P M F X H G R
O I X Y B B I S O W I A A J Z N N U F S
R Q L T X T G P I V U M R F U W R T Y A
I E P R G G O M E O X F U T D N V P I T
Z M R D Z R L Z X D N E L X I P T N H W
E W M Q H I H V Z M N L A O U X O V G O
R H W T A I N O T S Y D R Q F H D X Y A
Q Y Y Q T G Z Y T Q W T O M P K B T U Q
B R X B E T Y Y Q A J B M A F W P I Y N
E H T L W Z S L F C F Y E G X I I E B E
B G E Z J L T J F G G W F Q H Q Z F G S
X X Z L F X I Q G C F T X M G F V Y L M
R E H A B I L I T A T I O N T E Z E X F
Q K B P B K L M P N D J E H R O N U U O
Q J Q X M K W E Y Q O E Z K S Q F I N T
K F Q J J D U F N Z P H H W N V Y H K E
```

PERFUSION	REHABILITATION	DYSTONIA
ERYTHROPOIETIN	FEMORAL	TRACHEAL
ABORTIVE	VAPORIZER	APHONIA

Puzzle 77

```
H F H Z W H Z K R H E V J D P L Y H U S
T U V Z X O X Z V E H K N D A Y B B M I
Z I R U Q H A I U E T V S I L Y I C S W
R X D N H O V U N X S E R K J W V K N Y
L A G A V O S A V D G T M X I M T A I T
P X Q H Y E F S I I A J B O V S J W S B
P P I U T H E V F L E S A O N T S A L F
T U B E R C U L O S I S C I L A M P A B
C O T G M T H K U S V O T A J T M L K D
U B O R V X D J Y T G V E I D S C V N S
R U L A M X U L G J S R R T U X P U V M
Y P A E G B A I V H O V E U K O F Y V G
O W I M P I B W X T W P M O Q Y I U O Y
C P B A D H O K I I M P I K C Y R C P M
Y S P O J D A T W H A Z A C A X H D E Y
Z B M S W X I R K I E Y T A G N J F A P
P E W Y A S U Z I P F H V L P E Z J H C
H H F S H N H M F T I I A B W S H A O Y
D D P Z W X R Y U Z I A C Z S F U D N A
X O F L I I Y H W Y V S Q E C L W H N B
```

BACTEREMIA	TUBERCULOSIS	ATRIAL
HEMODIALYSIS	BLEPHARITIS	VASOVAGAL
BLACKOUT	AEROTITIS	MANOMETER

Puzzle 78

```
C N S X D L F W D S D H A D G L Z L C T
A I B C O M I R I R V K E D N V B Q O Z
A J R N I L Y S L U M F N M Y E Y N R A
R H I T H A O L L W I Y P W W C T E O D
E G U C A T A W O B G E Y Q B C I J N Z
E A V G S I U Z R P C G D A B R K M A V
U Y V O N B H I O T T R A D V R V F R L
Q R X N W H L C O C F G R H A Z O U Y S
P E X I I L D R Y J Z R B U S L E T N X
F O T S A O A I E S M G P M J M I E U Z
Z E C T K L B J T F P S L P Q V E L Y C
S B I B P E W B A K R T L O L E J H A K
A O L E H P G O E V B F C M P G C G C I
N C Q Y B R A W P R P C J X F X H G B V
E N T R O P I O N K I V W U M V O C Q K
T Z V K H Y N Y G W U B H Y S P F N H F
S U O E N A T U C B U S E I I L D W D E
Y O W M Q Y L X F S A X H R L D Y H O T
D N Q S F V P H H I S C Q L I J H U C I
X S H E N T V Z D X J J I P R O Q H D Z
```

BRADYPNEA   SUBCUTANEOUS   ENTROPION
BERIBERI   EXOSTOSIS   DEFIBRILLATION
CORONARY   PECTORAL   PSYCHIATRIC

Puzzle 79

```
C D N F H O K I V J V V E J A M K H N I
A I E Q Q B I I H B P M P G B H S Q H Z
Z A B G J H X R N O A F U F N N R O X L
Y M X S T V Y V S T F G V L G R Z U A M
T N H I H F M E R P Z L Z J E L L Y X B
J I E T K X T A N S D V Y P Y O L W Z G
N O Q T V K P J V E E W P E A Y H O E P
N C M W P S O N M N V A X D C I B G B H
O E Y P A R E H T O Y R C Z I N D N L I
S N B C J J F R V S Q J F L D H E O Q Q
M T K I T F I F E X I S C P O N K I Q J
J E N M O C O R C Q N B N S V X T D U
T S B E U M M A M B L Y O P I A I C W O
F I V L L S A C J N K M B G S Z U I K H
R S A C V K N R G L Q X Z P A F F D C N
V R N Y T C Y E K X Q T T L D T Z D I F
R I Q M M E H Z U E A V S Y V X N A D U
C Y S I V T N R X P R F C M N H K A F V
M R V U O D W R B F B D U Z F P A V G Z
J H P Y Q G S X B G Y R U G N F O L C O
```

VENTRICULAR	ASPARTAME	ACIDOSIS
ADDICTION	AMBLYOPIA	BIOMARKER
ANTAGONIST	CRYOTHERAPY	AMNIOCENTESIS

Puzzle 80

```
U G S D V B C Y U I E I X N E Q C R N R
N P C E I H O V J L J Q J T Y S A A I G
A I S E N I K Y D A R B D F O T S O X Q
A I K Q B I I F Z X M A X L I J N R O V
S P R C Y A K D X D P A V X F X K T T U
X Z N M D N D O X H D A M P U L L A A Y
C X V Q E T N O T K E Q Z Y M N L E L R
L N C Z Q I L U V Y O B Z W N C L P F F
C T T V N C F I R G C Z S J S E B J A A
B F O U F O R J V S X O L V C I A Y Y P
A V U V D N I E B L I V S T W C R Q T V
T D J Q Q V X F A Q N N R Q H S E T R C
T P T H Z U R G Y Z B O G F U N L E T R
N A G L L L N C D E C K N A I L A S M A
P J R F R S C R T A V O S H Q Q K W K T
T V W Q U A A P U X U V P D P A I E E K
Z B C Y U N R T L S O E H V Z P Y V O L
W C P W K T E L F K R V K X T S U S U O
W A K H G R K Z N T T S B R O N X O X T
U E K P Y J N J P Z G V A U S X P S C S
```

CYTOKINES	ELECTROCAUTERY	AMPULLA
AORTA	BRADYKINESIA	TREPHINE
ANTICONVULSANT	AFLATOXIN	NURSING

Puzzle 81

```
F  T  D  S  N  M  I  Q  J  Z  P  R  F  E  K  I  E  T  Y  R
G  Q  S  B  U  T  P  T  S  H  E  O  G  C  G  N  S  W  N  E
W  T  J  C  X  B  E  O  L  J  S  L  B  K  H  T  T  E  Z  K
D  A  M  G  D  U  C  E  E  G  U  U  E  I  T  R  Q  W  W  A
J  L  T  J  R  H  B  U  V  Q  U  K  K  K  C  A  W  I  B  T
B  L  F  P  G  O  X  A  T  X  L  F  W  J  C  V  F  F  P  E
C  Q  B  H  T  R  A  O  T  A  Q  L  X  G  S  E  T  K  T  R
M  U  R  O  C  B  H  K  D  N  N  O  B  G  F  N  T  A  D  A
N  A  M  V  X  U  Q  X  G  P  H  E  F  X  B  O  S  M  O  C
S  Y  L  W  M  F  N  N  M  P  K  Y  O  A  L  U  L  C  A  L
I  N  T  R  A  M  U  S  C  U  L  A  R  U  U  S  H  Y  K  A
T  Q  C  S  Y  L  B  A  T  B  I  C  G  W  S  I  X  L  O  R
C  S  M  O  K  R  Q  Z  Z  R  O  L  A  P  C  L  O  N  V  W
P  Z  I  K  S  T  N  A  D  N  E  T  T  A  O  Q  R  D  P  R
L  U  N  P  C  X  B  C  H  R  T  I  W  N  V  K  Y  N  G  F
K  M  M  I  A  G  O  V  O  C  X  E  L  T  E  U  O  T  L  T
S  O  D  O  O  R  A  L  S  Z  Q  A  S  G  E  Q  K  R  M  A
K  E  O  O  W  E  J  T  S  M  E  S  Y  O  B  Y  V  L  C
M  A  E  C  L  M  W  H  B  L  V  Z  Q  M  U  U  B  S  X  L
K  A  D  L  I  N  B  V  T  G  A  Y  C  S  Y  M  Y  C  H  J
```

CARE	DELIRIUM	ANNULUS
ASPERGILLOSIS	HEMATOCRIT	APPOSITION
DECOMPENSATION	CALLUS	DYSPEPSIA

Puzzle 82

```
M Y E L I N L D S L V M C R B C C Y I Q
B N Z G A S K A H E D Q Y U U J A O X C
L E L N E J G G C V B D Z R I D A H G Z
A S T R A P H O B I A O E A P R J I F Q
K C I K R P B R S I P T R Y L U G M P D
V Y L F W I I U X G T Y N R M G S B A A
V T C D O N I E J A R H T K H E X I R P
L X R D S Q Y V G T D C M A N E B N A I
A T G Y Q Z S E F A M P O Q X I E N K
S F B N O Q I P B C H J T R E A F C G N
E T Y C O K U E L I T E U Q I T Q P H S
L G B M E G U N B T K D V G D A C C B J
C D W G S S I S X A Q J K V F R K F E U
M X U G J P Q A N I D E D Y P X X H B L
U H H G C L Y G N C W T Z H J G P C Y O
T V K I B D F I G S H S M P C E Q T Z
T J L J H Y N F A M Z R H R O Y V H I Y
W I W N W J D Y V F I M B V T N C L H I
Z H I N K A K U I G X Y C P I Q P V P B
W K S F X C U C M Y W I P L R X A E C K
```

ATYPICAL   YOHIMBINE   SEBORRHEIC
SCIATICA   CURETTAGE   ASTRAPHOBIA
LEUKOCYTE   KETONES   MYELIN

Puzzle 83

```
Q R K Y V S U V M Z G P U J M D U Z Z U
S O V D B H H Y H T O Q C V D Y M G F O
D E R V H I V A F E W R G L B E R U T K
I U T G A U S I N J E U T A L F U S L L
K C K Y A R D T C W V Z J Z K C X F I L
V L P P C S V K W U I E Z R O U E Q V Q
G E C Q Q O M L L J G J P H P N A E U
Q Y F R Q E N A U G I G N J C O A U R K
B U A A D X A O M U J V V S S I R T D K
X H V Q N B A R M R R Z O D J E B P K T
T F A R G O L L A M Q N V D O A M S T X
X V Y A W K H A U V Y W E D B D E Z S X
O S U C E R Z E U N T T U A X O M P N Z
T Y A L U S N G D U V U T E W H P N Z
Z B F O E I X R O R J E Q S E D S S S B
U D U G R F I E G T M C R R I F A U N G
N T N E V J S K Z E P J R S C U S A C I
Z Y P M Z A Z U N V E T J X Y U L C E W
A L H E J T O T D K E Y F V K A Z T V D
T Q D W X A N X I E T Y D X W B Q X P Z
```

ANXIETY	UVULA	MEMBRANE
ORGASM	ALLOGRAFT	LIVER
PERINEUM	MONOCYTES	ABATEMENT

Puzzle 84

```
U W R I N I N J Z L R N B G B E O E Q Z
Y R T E M E L E T E O U J M L Z N N J E
I A V Q K N B Q S I E M J S O O G I K N
U V B T W N Q I S C S T Q M U E X M D D
B R E K L H D I D Y D Y N S N A A D O
D Z B C P E C B O M A Z H C E C C T I M
U I H G N X T G I C Q M B X O Q R S J E
L Q Z T E P L W Z W Z H R A H P S I W T
L N I U Q M E I K A L G T A W E I H V R
R A J P B R K L V T M P N I T U B D R I
L D T G B H P U H I O F P G R G K E A U
E N W G P E F L S D O W F J X B Z I N M
A I B F P V S A H L Z P Q T Q M S L C T
I N F A R C T P H U Y S E A V K E G T A
J S H W S G I J I S X W M J Z H E S H S
F A L N K P K V L N O J L E V H W X C I
K H Y B Q R W L R L A H G E L G U I T A
R J U Y C V M U B S V L D E H Q B J R O
F H E K U M H O F Z S T R M P F G F H T
Y L B L F B E F Q P G B Z F W E F E H L
```

INFARCT	EXCISION	TELEMETRY
HISTAMINE	ADIPOCYTE	SPINAL
BLOUSE	RESIDENTIAL	ENDOMETRIUM

Puzzle 85

```
I  A  E  E  V  L  H  V  F  E  W  C  A  W  G  E  I  S  Q  P
U  K  Q  R  Q  R  E  Y  X  U  W  X  F  K  L  H  W  D  C  Z
C  V  G  A  U  R  W  D  P  G  N  U  B  K  L  Z  O  R  L  V
Z  A  X  G  T  Z  K  Y  V  O  A  I  L  E  H  T  A  S  N  G
J  C  W  E  A  U  I  R  N  G  P  X  W  T  X  N  B  A  S  L
L  S  B  M  A  N  O  E  Z  A  Q  N  M  H  C  L  R  F  A  W
G  R  D  I  T  F  N  V  S  N  S  M  E  U  E  K  K  C  C  N
A  Q  B  R  R  T  B  V  U  E  S  O  J  A  L  H  R  V  T  P
G  X  K  G  U  B  V  L  Z  M  I  U  M  H  J  D  L  V  S  U
T  A  Q  U  Z  B  R  V  X  M  Y  N  K  D  L  S  E  I  H  Y
U  T  M  F  A  O  C  S  E  E  W  S  U  F  V  S  I  O  G
H  O  Y  U  W  W  P  H  A  J  R  B  M  B  S  E  B  N  K  T
R  E  A  E  T  B  U  F  J  D  H  C  L  V  M  O  F  F  L  C
M  R  O  M  G  S  T  R  T  U  L  A  P  E  Y  W  A  U  X  J
E  S  Z  Y  H  A  S  I  F  N  M  P  T  M  R  J  N  S  O  G
O  L  L  A  J  Y  L  T  Z  R  P  A  I  O  Q  D  T  I  H  K
I  B  Z  V  Q  Q  U  Y  Z  Q  M  Y  E  I  Z  H  N  O  M  Y
J  N  F  A  K  S  Q  U  F  E  F  R  H  G  V  X  M  N  F  U
U  Z  R  P  T  E  E  G  H  Y  L  C  O  A  P  N  S  G  U  R
P  H  Y  S  I  O  L  O  G  Y  M  T  J  X  X  D  H  A  C  J
```

SEIZURE	STUPOR	HYPOPNEA
HEMATEMESIS	VERTEBRA	ATHELIA
PHYSIOLOGY	EMMENAGOGUE	INFUSION

Puzzle 86

```
C N O Q I E R Y Z H M O E F T A Y P T J
C B U B M A P M O Y S X P A U J R H F D
B F O U T G Y M O T C E R T I V A T Y U
D Y W N H A V C N N C M D A N P V R Z G
U I A K H J A K L N N E W K R I I K W I
V L S E G R O D J I N Z U D I R L A G P
P A M L D B E D F F X O E U Q U A M B J
S S N I O Q F X E M H X R O K L S Z H O
E I U E R C G T E X S J O D F J W V K E
O M V G M D A G A D M P F E B M R A U B
U H K J Q I U T Y Q M M I N J X N P S N
E W J E B B A P I G T H J I Z W N G X N
D L R C X Q R S H O S V L T A L K O Y V
Z Y O U O Y Q J D N N E D I Z B Y B X J
T Q F T M V K G P W G B I S M L S A U P
B P J D S W L K R X Q X Z R K P C A U R
M D P X V A Y S E S P I Y R B X H R K A
W P W K O Z I L S X I P A B F J S X X Q
E C T O P I C D Y N K M W T D D J C S W
D Y C K T T F F Z O M N U E B W C Q Q
```

MYOCARDIUM	PLANTAR	DIASTOLE
VITRECTOMY	ECTOPIC	ANEMIA
DISLOCATION	SALIVARY	DUODENITIS

Puzzle 87

```
N A S U G S V J A A E R O H Y Y A W K W
E M A W M Q X Y I N T N E M A G I L G G
P O N E M L W G R J S N R C X O R T T G
H R R H R F L Z C F T Z G P T L J E H L
R E Y P R A H I R S U T I S M O V F N V
I S G W R K L P I V V B O O P T C A A A
T N W U W T R S X F R T U W E N Z E C D
I Z E S L N T X Q Y T O C L X O Q P L Z
S N F Z F U G O L N D B U A J R R K D E
I Y A Y X H F E D F U Q L I M E K W I A
R S B E I J G J A Q H G E X N G Y O V Z
B T U Q T A N M I G B Z E Z G P F T P L
B K L B E I E W H D T Y K E V R N X F R
H T W S O B V Y T X W F C O V M X M E J
W A Y J I B Z P B I G Q Q R G V S W X L
G L V A V X B N J N S H J Y X N W V V V
K J S F R K C Y R S J X U R Y H R I J X
C I I P R S Z O H S O G E V E Q P Y O
S K W P I H A E A D S L E A C J S U A E
T P G S P Z N Y C B U W C X D P D I I P
```

NEPHRITIS	ANERGY	NEURALGIA
AMEBIASIS	HIRSUTISM	GERONTOLOGY
SEROMA	RECTOCELE	LIGAMENT

Puzzle 88

```
B Y D H F S M T M E G A Y F S V I R E O
N K R L C J V V N K Z S S K I F E L R M
R M K D E F Z I O R P H L P T C T G T X
H E Y B D P N S U M Y H T F I Q I H L E
E S N S I I C V Z L Z G M U D R F S U C
C Z O O T G G P M Y L B E A I F A T N A
G Y G A I D N P F M V Q S T O Q H T Y S
F H E U Y T K K S P Q A U Y R O D Y O A
S R L X U V I Y I H S B Y G Y J B L R R
C W S H D T N T O O P X P W H J O Z Z M
Y P U B L A T R C M V J U M T Y Q E X D
V N D T P E I D N A N S J T A P V H Y M
I R I S Y I S P X F R P X C T A V V F W
T Y E T C V O A I A G P C P D M Y Q J V
A J L G F V K N P Z Z S M P R F S I T N
E V Q V N D Y R G I M J A K S C V F R B
O M C T B O M D T E L L U C F H O C S R
S E B A C E O U S A F G Q O O O X O I F
K W G X Z M T Q L M W H V H R O A Z C Y
G G O D L C H L E D R W K D W A D P R L
```

ASPIRATOR	LYMPHOMA	SEBACEOUS
THYROIDITIS	THYMUS	CREATININE
SYNAPSE	LIPASE	PRACTITIONER

Puzzle 89

```
G G U U X S N R C P R G T H Y V H K G J
O Y O W E I L A U B Q K D R S X V J X E
Z F P N A G T H Z N I X A U J E K M A J
V M K R I A Y X B G D N S G N I V L K S
W Z P F P O A N T I O X I D A N T H H R
O S E L D R S B E M A I T N E M E D T I
Y O E S E K O C L A O M T O E G T U Y A
N X R D Y F A U O E W Z D S N R E R Y T
Y X O J S Y P H D P R U J K Q T F R O E
R J N L Q O Q E O V Y U F U M E B W Q S
M U X H I A O M S S K U T U H P O O O Y
B H I D D J B I I J Z E H C X M W G B K
S H R Q H M Y A G C H Y Y A A O A U F Z
V A J Z M I B N S H X I B Z B R Q N I T
C E L R P G P O C T R W A H H N F A Y B
Q Q K U S C D P J R G R T X T W O L L H
Y M M D S K F I P Y I W Q D B C B M I Q
S A J X C K G A S B Q H V J F J A L X N
D O L M V F Q Y S E J G N S B G R E H E
B I S G C U D A V T A I P V Y H S O R T
```

GONIOSCOPY	CARDIOPULMONARY	CATAPLEXY
HEMIANOPIA	SPRAIN	LANUGO
FRACTURE	ANTIOXIDANT	DEMENTIA

Puzzle 90

```
J  F  S  B  N  N  U  Q  B  D  F  T  S  T  D  K  V  V  H  V
A  Z  R  U  W  W  I  C  X  H  L  I  Z  H  C  K  I  D  M  Q
P  U  E  F  O  T  R  T  X  S  T  Q  E  C  H  Z  F  Y  C  O
P  T  N  E  A  Y  L  A  P  I  K  U  X  Z  T  Y  H  B  W
T  M  O  T  T  N  K  Z  R  E  T  F  D  I  A  Q  J  N  L  G
A  N  I  A  J  X  A  H  O  P  L  H  Z  D  O  T  A  A  B  Y
I  I  T  L  D  X  T  L  V  R  X  N  O  B  D  Z  C  D  V  P
M  F  I  A  Z  E  C  E  G  T  U  T  H  I  N  T  M  Q  V  P
U  I  T  P  R  H  Y  T  Q  E  C  O  H  J  O  H  F  S  B  I
S  M  C  U  A  W  E  F  Z  Y  S  L  X  S  J  K  F  N  Z  L
W  T  A  J  P  V  X  Z  U  H  J  I  E  T  H  X  X  Z  J  E
W  W  R  K  G  K  K  U  H  B  O  H  A  E  H  U  M  M  W  Y
K  L  P  Z  P  Q  U  H  A  R  U  G  T  N  Y  U  Z  L  F  B
D  I  R  P  Z  S  E  L  T  W  T  A  J  O  B  J  Z  I  W  Z
N  O  E  G  R  U  S  A  U  X  T  E  A  S  L  R  E  A  P  D
I  I  N  O  C  I  C  E  P  T  O  R  R  I  C  G  J  Q  J  E
O  C  Z  N  F  H  C  J  I  J  Z  O  P  S  D  E  X  B  Q  E
N  O  M  C  R  P  A  R  Q  R  Y  P  Z  N  D  A  X  T  V  E
A  U  T  Q  I  A  U  K  J  D  Z  M  R  W  G  Q  M  S  A  L
T  G  U  M  F  K  R  W  B  E  V  C  I  M  P  A  F  H  C  A
```

LEPTIN	URETHRITIS	ANALGESIA
PALATE	NOCICEPTOR	STENOSIS
SURGEON	PRACTITIONERS	LACTOSE

Puzzle 91

```
M A Q A G X V E R T T K L H G V Q R T Q
L S B Q T V I A U V L H W J T Y H A G D
A H I I G G T B P K L F V Z O Y V Q O Z
R I G E O C Z P T B Z N U I W J F L I L
O V M L E T M N U E O W K P A R V D J R
U N M Z I T I Y R J B H X N Y V U L R A
F C K B K V N C E N L N U U D Z U X M U
H K V A V L X E G A N G L I O N K E C O
A A U A A G N Q S T N L Y U R P H D S R
I M X O H P S Z W B P D J C E T V C A L
B E V S Y T A K Q H A D Y U Y C F O M G
O B G C A O A E D G T S O R G E N K I N
H Z O F O B V V G N C K E U G B H A H X
P C F T X E I J G Q N C I Q X D G H D C
O N E O X Z F J V O Y G N P P P F W E E Q
R L I P U P M A Y Q U H U Q L T O D P J
Y S Y V Y D H E C K O H J D B Z U N D C
G N O I T I R T U N L A M N K N J W F U
A U K O G C L S D O V P V Y S V I V A H
I D P N C U D U W V A F M R Q B C Q S M
```

GANGLION	STAFF	ABIOTIC
RUPTURE	MALNUTRITION	ABSENTEEISM
PUPIL	AGYROPHOBIA	ERYTHEMA

Puzzle 92

```
A O W A K U L M X W P S W H I L V D X V
P I U J Y U W K N C D Y I W B G D B R C
U U N T W S V P D J T N D I H O C U K F
S P D E B S G F Z J D D H T D T U N K H
D O Y X H R C R R Z A R I O V B P U M J
B Q Q F W T E K E V H O A B X I I U S A
Y E F B S J S A I T R M D R V C L I R Q
W I E R F Z E A K D N E V F I D N L C U
Y M M K D Y G Y Y K R E L M M M D I Q H
S F Y L F T M M H M J L C M A Z J S P S
I D E L U S I O N E L Z C O V O P N X W
S G F C N P H R N R Z D N G M X M J B T
O N A M U R W O Y I J Z K Y F L V Y M C
I W C I Z C I V H U S E A V Q J C U A L
L F P E E S P A L E R L O L I D O E E O
O K H F S S P A F I G V G B H Q C A B P
C Q N I S Q V B Y I R Y M P G Z E U K V
S W M Z H G P B A L T K Y A M D F F J I
I E I C H I Z G O Q U U N E V T J P Z H
R C Y Z R Y J Z A D K J T Q C T P L R D
```

CENTER	MYALGIA	SCOLIOSIS
RELAPSE	OUTBREAK	REMISSION
MYASTHENIA	SYNDROME	DELUSION

Puzzle 93

```
T I A P V I R C Q B S G I G I L X J S F
G R C G H P L L K U Q I N J V B F D K
X D E W Q O N H O E J T L C K L I Z P N
I L X T N N T I B L I Y R I T S L W T A
S Q X G E C T O G H Z K N C W U K S V X
A F A V N C Y I P R O D Y O G N U H N N
R I H V E D P K Y S E F K L O W H T A K
D G M F Z S B X P G I R T H T J B J O E
J U N E R U A N M U W A Q P H F G V M G
Y I F R D X F C J T L S W Q A F T C K N
C C F B N I E V B N M J L O W F D M M I
C M X E J M P U Q H P Z C A U H U Z K R
N M T V E I J I L B D S P J R A Q A N O
Q B N N C Y I D L B U T L T T O D U H T
S B T W P E Q L O R R E X A I T M W K I
C U B L G C V G Z Q E E M Q C B G U R N
M B Z B N S J Y Y Q N P B D A O M I H O
O N C O L O G I S T I K Y S R I L B A M
L A C I N I L C U C F Q D H I W P O H W
N J S M J X U I W P K P Z T A T N O D J
```

PHOTOPSIA	CEMENTUM	MONITORING
URTICARIA	CLINICAL	HUMORAL
ONCOLOGIST	INFECTIOUS	HYPERLIPIDEMIA

Puzzle 94

```
S M G W A W A E E K M O M S J A D V Y R
D X T I O D X U W Y U I T C F N C K N F
H H B Q E V V W N M C P D K H F O J Y Z
L I P N D B M V L Y M E M H O R Y B S C
T K O R M L U O S F F F I T R A O M O L
F M Y B O A L W W S N J I R L B S R T K
A X K O G B R G G L M C Y J E I D H A M
Q H X O M T U H H H K W D R Y T G X S S
L E U E I H O X Y A E L H C O C E H C E
H A L L U C I N A T I O N Y Q A W R X D
E C V V E D U V L O H X R U C I S A U P
S I H R U D V P Z G V M U T U P X B N Q
K J M M Y S B D X I V C I M V O I Z U K
C J R V P O C V J I U R Y A E Y G I V U
L B S W Z B F I C Q A N W P I M N Y C P
S D M O M X A R G S P H O L T W M E H M
K J B K H J O N I G G R F T I J Q Q T X
Q A Q G X T D T O L I U W L S W Y N S O
H G B C L X D A E I J E T Z M X L K V D
E H O G J K F H I G Q Q S J Z P X O C O
```

<table>
<tr><td>MYOPIA</td><td>ADENOMA</td><td>TIBIA</td></tr>
<tr><td>COCHLEA</td><td>URETER</td><td>ARHYTHMIA</td></tr>
<tr><td>HALLUCINATION</td><td>LYME</td><td>UVEITIS</td></tr>
</table>

Puzzle 95

```
Q  U  L  W  F  P  D  U  U  Y  O  A  N  A  O  S  W  F  H  N
U  M  P  T  W  B  I  E  R  E  X  X  E  F  L  G  N  C  C  Y
Z  M  Q  K  T  Z  E  X  N  H  X  N  I  D  X  E  A  Z  B  X
H  V  B  X  U  F  T  R  Z  I  P  A  G  M  D  W  Y  L  M  U
A  U  T  O  C  L  A  V  E  A  D  V  A  D  E  L  P  Y  X  O
H  D  O  T  N  B  R  D  F  E  S  O  A  Y  X  T  O  M  E  I
D  E  J  Y  Z  B  Y  T  G  T  Q  U  I  P  L  C  E  J  T  O
L  A  E  N  I  P  W  A  E  R  L  U  T  C  Y  W  U  R  R  E
V  Y  C  C  Y  H  H  J  U  R  A  R  H  T  X  E  U  U  O  G
X  L  G  V  Q  P  F  I  T  T  K  L  E  S  B  E  I  T  C  F
D  L  K  M  O  A  B  Y  U  N  J  Z  B  P  S  L  O  Y  L  I
V  O  R  R  K  N  Y  M  O  V  A  F  P  A  U  H  N  Z  X  Y
R  N  C  U  K  J  I  P  I  V  U  Y  I  B  P  I  A  J  S  J
C  A  T  T  U  S  Z  L  X  K  K  K  F  M  F  J  S  F  M
M  F  J  C  Q  J  D  E  N  Y  E  F  J  P  R  N  H  V  N  O
L  J  U  G  F  Y  R  A  X  E  P  B  V  Q  Y  D  D  F  U
C  T  W  Q  P  M  K  Y  Z  P  M  A  D  D  Z  E  Z  X  B  Z
P  D  H  W  O  V  Y  Y  Y  H  D  V  C  X  F  W  H  I  Z  Q  F
L  L  I  A  N  D  U  K  F  S  E  A  K  E  C  A  O  R  B  U
D  I  F  G  L  T  A  W  R  Z  P  N  C  W  X  E  P  F  P  A
```

CORTEX	OXIMETER	AUTOCLAVE
DIETARY	MACROPHAGE	PINEAL
MYOCYTE	APNEA	IODINE

Puzzle 96

```
E A G P O J A J G S A R R A O H E P Z U
M S D E X H I G I K I O O O I F K Z T W
B I X E A A S C E M T V G C Y X D K N G
O U D O N U Q G A A H O P A R S O O M Z
L Z K V C I M E T T C A V P Q N C P W M
I X D L G K T I H E M A T U R I A K Y Z
S Z U P V E C I J X S F A Q C I D N R H
M S H K M S Q Z S X T M B M G C A X N G
W L W L U Q H V A U O N M O C A A E X B
S W P S W X N E P U I T L I R D Z P N Z
S Y E G U O V N S L M V T L O W C D I N
C R F R L P Z W T O U K F T N Q S I B N
F R L Z I D A O V Z N D Y I X Z T O G G
X M T V B P Z Q O L O X U V N C N N F Z
X N Y Q V P R Y P I G Z I S Q K K E O G
Q A I K D U G C M P U D Y U W G X L N B
P F M L S B R C J Q Q M W P T K O G K Z
B Q Z S L E W W R H E S I S O I L O P K
E T D U M R W A S H S Z Z H N M Y E T J
Y M F D I S N E P W H R D N V P S V E E
```

SULCUS	EMBOLISM	HYPOXIA
SQUAMOUS	HEMATURIA	ADENITIS
POLIOSIS	GLENOID	RESUSCITATOR

Puzzle 97

```
R  J  O  U  H  G  D  K  N  I  X  S  J  Y  N  H  K  V  F  O
Z  E  H  E  R  P  R  E  C  U  R  S  O  R  L  M  V  D  C  E
F  E  W  F  B  E  K  Z  I  S  R  S  Z  G  Y  Z  C  I  N  Y
B  C  I  L  V  A  N  I  F  J  I  D  Y  F  Q  N  A  E  U
P  B  H  Q  J  V  S  A  L  F  Y  S  I  B  F  E  F  E  M  Z
Z  T  J  A  M  O  T  A  J  Q  V  E  S  F  G  T  W  E  U  N
F  S  G  L  M  Y  Z  D  A  V  U  M  O  O  E  S  O  R  L  C
L  T  F  N  J  F  A  Z  O  L  D  E  R  P  I  T  O  W  J  K
O  I  I  W  L  Y  B  G  U  V  U  T  D  D  X  I  A  E  N  N
E  A  H  V  F  S  B  T  B  O  A  A  E  R  W  D  K  I  G  W
F  U  L  R  E  P  H  K  O  I  D  M  R  Y  R  I  N  C  P  U
L  Q  T  L  A  O  N  L  C  E  I  E  J  S  L  M  I  S  V  O
I  X  U  H  H  W  S  L  O  S  K  H  Y  S  L  V  X  B  A  R
W  B  Q  X  Y  T  I  L  I  T  O  M  B  Y  S  X  V  Z  D  N
R  L  T  S  F  R  U  F  C  V  T  Z  Z  Z  E  M  N  L  Q  T
F  D  O  D  O  V  O  T  J  A  I  Q  R  I  Z  J  N  S  E  V
F  W  J  V  Z  R  A  I  V  D  O  F  V  V  Y  D  E  N  U  B
F  F  S  M  O  P  E  J  D  G  R  W  A  O  J  J  U  J  S  I
J  W  Z  J  Y  H  H  S  D  B  I  Z  Q  Z  I  V  O  Y  M  N
Q  T  F  B  Z  D  F  C  Y  B  G  W  G  K  N  H  L  T  E  N
```

IATROGENIC	INSOMNIA	LUMEN
EUTHYROID	HEMATEMESIS	DISORDER
MOTILITY	PRECURSOR	OPIATE

Puzzle 98

```
R Q A B D H N B H W S J M I K U R F K E
N E S G X R L G S L I Z E H D Y G L A K
W Z T N O U B F N F T E D J Z B F A T Y
Y E Z C J N P U Q K I B U C Y Y I B C B
N X K G N B I E H O R C L H E I B O I H
T M H O N I M S L W H L L H J A R M C O
D M K C L Z H O T O T S A I L I I D F Q
P L J C M Y K P L I R U F J S L L F R X
K Y Z Q Q G M A S L A P O C W R L O R W
C J F K Z M G Y K Q R Y V F E K A N E M
F S T E N O S I S P W X N N J O T Y R M
U R D Z G U S E U X B K E O M Q I X P D
U N X U A I G A H P O R E A Z B O I U M
J L E O B G Z J N O G K N F D W N X W Y
G R J M W E V H A N G F T I O R E O K T
G Q Q H M V T X A Z M N Q T N Q V U Q P
H W N Y O E H G U V N K J L O O E L O A
A R Y B O M Q U X R G G T S S N K X B F
I D N N V X V W Y G Y L U G Q P W Q U P
X R N T P L Z N B X A D E Y I K E X T O
```

ARTHRITIS	GANGRENE	AGONIST
FIBRILLATION	STENOSIS	CHOLAGOGUE
MEDULLA	AEROPHAGIA	SPHINCTER

Puzzle 99

```
A  X  B  N  K  L  Y  P  N  N  T  G  N  X  U  Z  A  N  N  Q
I  T  J  F  Q  R  U  D  O  V  P  D  R  M  W  T  O  U  M  G
X  U  E  J  A  N  K  L  L  R  A  T  H  T  Y  I  N  Q  U  A
Y  G  O  L  M  U  K  Z  P  A  K  X  V  Y  T  I  U  V  D  J
U  B  B  B  E  O  I  L  J  M  R  K  H  A  S  A  G  G  P  Y
H  I  V  L  Q  C  T  C  H  E  N  A  Z  O  V  Q  Z  M  I  T
E  Y  U  X  V  T  T  R  T  Z  F  I  Y  A  T  E  E  Y  Y  X
M  L  Y  R  U  P  F  A  V  C  R  M  R  F  X  M  N  J  K  H
O  V  T  Q  S  F  L  B  S  E  B  L  K  Q  C  I  B  A  M  L
P  K  A  B  Y  H  G  R  T  I  L  X  L  J  V  R  G  E  G  S
T  O  B  U  L  N  H  E  C  O  S  F  E  A  S  H  N  Q  E  E
Y  B  R  O  N  C  H  O  D  I  L  A  T  O  R  I  T  D  N  Y
S  H  Y  S  M  T  O  Z  P  K  G  N  H  J  N  T  N  U  U  N
I  K  A  J  A  Y  T  M  T  S  A  G  A  G  P  S  N  L  B  X
S  T  R  C  H  L  L  V  N  A  G  X  E  Y  X  G  H  E  V  P
P  E  T  D  E  I  Y  C  V  W  B  S  O  K  U  U  N  K  V  A
I  J  U  L  L  W  W  T  N  A  N  O  Y  S  A  X  T  U  J  C
O  O  S  K  R  D  J  N  M  M  I  W  B  I  F  F  E  P  C  Y
E  M  O  R  D  O  R  P  G  X  V  X  X  L  R  C  P  D  W  F
I  S  U  T  C  O  D  D  Y  L  N  C  V  O  E  O  L  V  Z  K
```

PRODROME	ECZEMA	HEMOPTYSIS
CATHETERIZATION	MYOSIN	VENTRAL
ATELECTASIS	MENINGES	BRONCHODILATOR

Puzzle 100

```
T H R O M B U S D B F Q B Q S C D S L V
A O V V A N U H L B L F C H E C R K H B
R S Y C C S Z N K L A T C E D X A G X G
N L Q L E I P Q R Z C O H Y I X S E L H
M P I E B D B L I A C M L X N C T K O D
M R R M G J A O E A I E K F A A V B S O
E V N V P D D V J N D X Z T U C E I V D
Y D I O L P U E N A I F R L G S J F F D
M J J C O R H D J R B A L Q I H X B S U
V M E D Q U J Q H Q N M S T B R K W H W
Y Y D E J G Y A M S I I Y R U I M H C F
V S V C P N K S C A S X N V R C I C R U
P W P F B I C U G A X H A H O G P M J T
M Z U E C C T M T O M E Z I M D A L W J
W U G X L A E S H S E V F V N W A S B A
M T W D N O A U X H D D F T Y L I L X M
Q R K E A T C H Z O K X C L H B Q H R G
F F O E E G Z R W N K E R I L Y B D H R
B U Q M M G E F A L R J R G Z M I O M U
S E X A U N A R J N P O P Z U F H J R R
```

METASTASIS	TRANSCUTANEOUS	ANEUPLOIDY
OBESITY	NARCOLEPSY	THROMBUS
ASPLENIA	BIGUANIDES	FLACCID

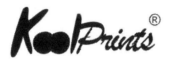

See more of our products on Amazon
by searching « KoolPrints »

Printed in Great Britain
by Amazon